기본간호
실습 수첩

백지운 저

다락원

머리말

기본간호 실습 수첩
왜, 필요할까요?

간호조무사 자격시험을 보기 위해서는 740시간의 이론시간과 780시간의 실습시간을 이수하여야 합니다.

완벽하게 이론학습을 끝내고 병원 실습에 임하면 좋겠지만, 쉽지 않은 일입니다. 많은 학생들이 실습 전에, 그리고 실습을 하면서 꼭 하는 질문이 있습니다.

"실습 병원에서 무엇을 하면 되나요?"

그렇다고 실습 도중에 매번 큰 책을 꺼내볼 수도 없고, 실습 병원에서 무엇을 해야 할지 막막하다고 하소연하는 학생들에게 어떻게 하면 도움이 될 수 있을까 생각하다가 이 책을 만들게 되었습니다.

이 책은 간호조무사 실습생들이 환자를 대할 때 꼭 알고 있어야 하는 '기본간호학' 위주의 체크리스트입니다.

인덱스로 구분되어 있어 필요한 부분을 즉시 찾아볼 수 있고, 전반적인 병원 실습 일정을 시간별로 쓸 수 있는 칸이 나뉘어져 있으며, 병원에서 흔히 쓰는 의학 용어 부분도 따로 정리하였습니다. 맨 마지막에 있는 실습일지에는 그날 병원에서 했던 실습 내용이나, 다음날 챙겨가야 할 준비물 등을 쓰는 다이어리 용도로 사용하면 됩니다.

길다면 길고, 짧다면 짧은 '780시간의 병원 실습'.

원큐패스 기본간호 실습 수첩 하나로 든든하고 알찬 경험이 되길 바랍니다.

마음을 다해 응원합니다.

저자 백지운 드림

차례

🐧 골격계

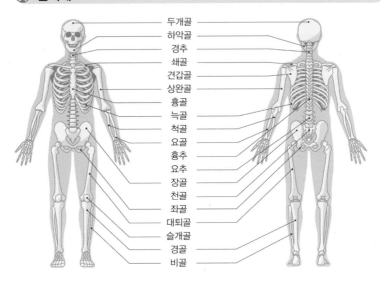

두개골
하악골
경추
쇄골
견갑골
상완골
흉골
늑골
척골
요골
흉추
요추
장골
천골
좌골
대퇴골
슬개골
경골
비골

🐧 소화기계

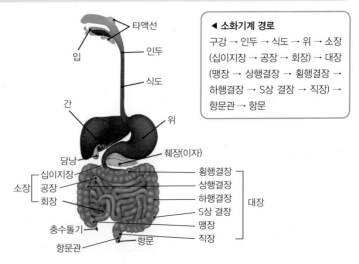

타액선
입
인두
식도
간
위
담낭
췌장(이자)
십이지장
공장
소장
회장
횡행결장
상행결장
하행결장
S상 결장
맹장
충수돌기
직장
대장
항문
항문관

◀ 소화기계 경로
구강 → 인두 → 식도 → 위 → 소장
(십이지장 → 공장 → 회장) → 대장
(맹장 → 상행결장 → 횡행결장 →
하행결장 → S상 결장 → 직장) →
항문관 → 항문

🧑 호흡기계

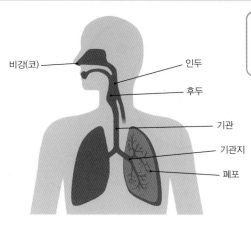

비강(코)

인두

후두

기관

기관지

폐포

🐧 순환기계

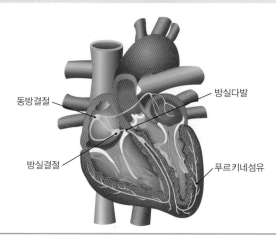

동방결절

방실다발

방실결절

푸르키네섬유

▲ 심장의 전도

동방결절(S-A node) : 60~100회/분의 주기적인 박동을 만들어내는 곳으로 상대정맥이 들어오는 우심방에 위치 → 방실결절(A-V node) → 방실다발 → 푸르키네섬유를 통해 심실근에 전달되어 심장 수축

🫀 심장순환

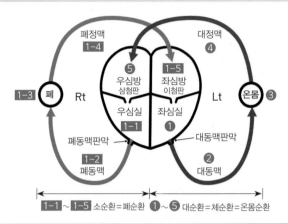

1-1 ~ 1-5 소순환=폐순환 ❶~❺ 대순환=체순환=온몸순환

▲ **심장순환**
- 대순환(체순환, 온몸순환) : 좌심실 → 대동맥판막 → 대동맥 → 온몸 → 대정맥 → 우심방
- 소순환(폐순환) : 우심실 → 폐동맥판막 → 폐동맥 → 폐 → 폐정맥 → 좌심방

🫘 비뇨기계

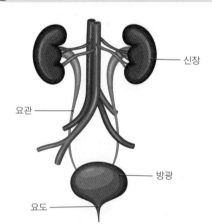

◀ **비뇨기계 경로**
2개의 신장 → 2개의 요관 →
1개의 방광 → 1개의 요도

생식기계

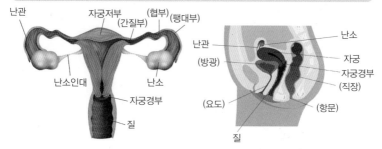

난관　　자궁저부　(협부)(팽대부)
　　　　(간질부)

난소인대　　　　난소

자궁경부

질

난관　　　　　　난소

(방광)　　　　　자궁

　　　　　　　자궁경부

　　　　　(직장)

(요도)

　　　(항문)

질

▲ 여성 생식기계

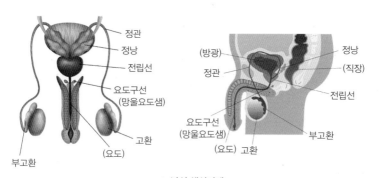

정관

정낭

전립선

요도구선
(망울요도샘)

고환

부고환　　　　(요도)

(방광)　　　　　정낭

정관　　　　　(직장)

　　　　　전립선

요도구선
(망울요도샘)　　　부고환

(요도)　고환

▲ 남성 생식기계

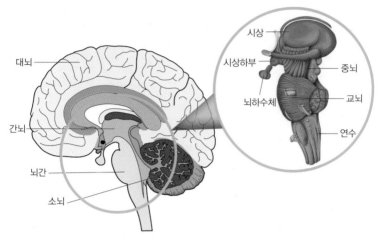

대뇌	• 시각, 청각, 후각 등의 감각중추와 지각중추, 운동중추가 있어 인체의 감정과 행동을 조절
간뇌	• 시상 : 후각을 제외한 모든 감각을 대뇌로 전달 • 시상하부 : 항상성 유지, 항이뇨호르몬과 옥시토신 생성, 체온과 음식섭취 조절
뇌간	• 중뇌 : 주로 눈의 움직임과 홍채 조절, 청각에 관여, 평형기능 유지, 근육 움직임 조절 • 뇌교(교뇌) : 중뇌와 연수를 이어주는 역할 • 연수 : 내장기능 조절, 생명유지와 직결(호흡, 심장박동, 혈관운동, 위장작용 조절)
소뇌	• 후두부에 위치, 대뇌의 운동중추를 도와서 골격근의 운동 조절, 몸의 평형 유지

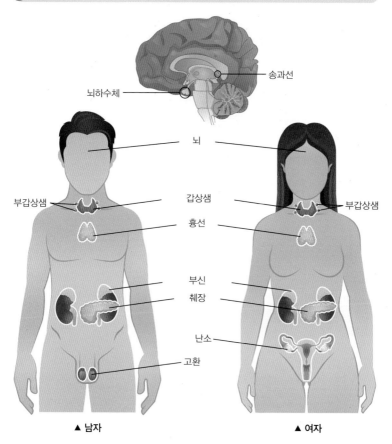

송과선

뇌하수체

뇌

부갑상샘

갑상샘

부갑상샘

흉선

부신

췌장

난소

고환

▲ 남자

▲ 여자

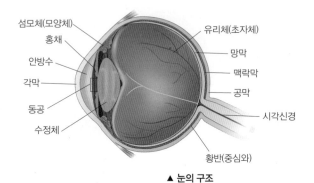

섬모체(모양체)
홍채
안방수
각막
동공
수정체

유리체(초자체)
망막
맥락막
공막
시각신경

황반(중심와)

▲ 눈의 구조

귓바퀴

이소골

추골 침골 등골

반고리관
전정
청신경
달팽이관

고막

유스타
키오관

외이도

외이
(바깥귀)

중이
(가운데귀)

내이
(속귀)

▲ 귀의 구조

병원 실습 일정(스케줄)

실습 병원

실습 부서

실습 시작 시간

실습 종료 시간

시간	해야 할 일

시간	해야 할 일

| 실습 병원 | | 실습 부서 | |
| 실습 시작 시간 | | 실습 종료 시간 | |

시간	해야 할 일

시간	해야 할 일

| 실습 병원 | | 실습 부서 | |

| 실습 시작 시간 | | 실습 종료 시간 | |

시간	해야 할 일

시간	해야 할 일

실습 병원		실습 부서	
실습 시작 시간		실습 종료 시간	

시간	해야 할 일

시간	해야 할 일

입원(Admission) 환자 돕기

번호	수행 항목	체크
1	입원 예정인 병실을 미리 정리하고 병실 내 물품이나 기구의 작동 여부를 점검한다.	
2	입원실 안내 후 환의를 갈아입도록 하고 도움이 필요한 환자의 경우 곁에서 도와준다.	
3	체중과 신장을 측정하고 기록한다.	
4	환자의 입원을 담당 간호사에게 알린다.	
5	간호사의 지시에 따라 입원생활에 대한 안내를 한다. (회진 시간, 병원 내 시설, 금연 및 금주, 외출 및 외박 절차, 낙상예방, 도난사고 및 화재 예방, 귀중품 관리, 호출벨 사용법 등)	

준비물

홑이불, 반홑이불, 담요, 고무포, 침대보, 베개와 베갯잇

침상의 종류

개방 침상　환자가 잠깐 자리를 비울 때 침대를 정리하는 방법으로 빈 침상 만들기 후 담요와 윗홑이불을 발치쪽으로 내려두는 침상

사용 중 침상　침대에 누워있는 환자를 좌우로 돌려 눕혀가며 침구를 손질하거나 홑이불을 교환하는 방법

크래들 침상(화상 환자 침상)　환자의 발, 다리, 복부에 윗침구가 닿지 않도록 하기 위해 쇠나 나무로 만들어진 반원형의 침구버팀장비(크래들)를 윗홑이불 아래에 넣어주는 침상

골절 환자 침상　환자의 척추나 등의 근육을 반듯하게 유지하고 골절부위의 틀어짐을 예방하기 위하여 딱딱한 판자를 넣어 만든 침상

수술 후 환자 침상　수술 후 병실로 돌아올 환자를 위해 고무포 2장을 깔아 밑 침구가 더러워지지 않게 만든 침상

빈 침상　새로 입원할 환자를 위한 침상

순서	밑홑이불 → 고무포 → 반홑이불 → 윗홑이불 → 담요 → 침대보

🐧 빈 침상 만들기

번호	수행 항목	체크
1	손을 씻은 후 필요한 물품을 준비한다.	
2	**밑홑이불**의 중심이 되는 선과 침대 중앙선을 맞추고 침대 발치에서 침대 상부로 깐다.	
3	밑홑이불의 늘어진 부분을 매트리스 밑으로 넣고 모서리는 삼각귀 모양으로 접어서 넣는다.	
4	침대 중앙에 **고무포**를 펴되 어깨부터 무릎까지 위치하도록 한다.	
5	고무포 위에 **반홑이불**을 덮고 고무포와 반홑이불을 단단히 잡아당겨 매트리스 밑으로 접어 넣는다.	
6	**윗홑이불**은 뒤집어서 솔기가 위로 나오게 하여 편다.	
7	**담요**는 윗홑이불보다 약 15~20cm가량 내려서 편다.	
8	담요의 상단 위로 윗홑이불을 접는다.	
9	**침대보**로 침구 전체를 덮는다.	
10	베개에 베갯잇을 씌우고 베갯잇의 터진 쪽이 병실 문 반대편으로 가도록 놓는다.	
11	주변을 정리한다.	

활력징후(Vital sign,V/S) 돕기

활력징후란 체온, 맥박, 호흡, 혈압을 말하며 심장과 폐의 생리적 상태를 반
영하는 지표이다.

✛ 체온(BT; Body Temperature)

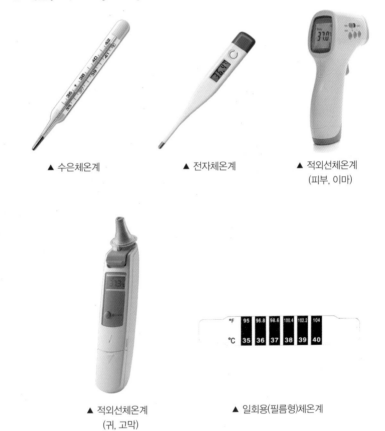

▲ 수은체온계   ▲ 전자체온계   ▲ 적외선체온계
                                              (피부, 이마)

▲ 적외선체온계   ▲ 일회용(필름형)체온계
  (귀, 고막)

🐧 수은체온계로 측정 시

측정부위	정상범위	측정시간	실습병원에서 사용하는 정상범위
액와	35.7~37.3℃	8~10분	
구강	36.5~37.5℃	3~5분	
직장	36.6~37.9℃	2~3분	

※ 수은중독 문제로 수은체온계 사용을 권장하지 않는다.

🐧 전자체온계로 측정 시

측정부위	정상범위	측정시간	실습병원에서 사용하는 정상범위
액와	35.7~37.3℃	종료음이 울릴 때까지	
구강	36.5~37.5℃	종료음이 울릴 때까지	
직장	36.6~37.9℃	종료음이 울릴 때까지	

🐧 적외선체온계로 측정 시

측정부위	정상범위	측정시간	실습병원에서 사용하는 정상범위
이마	35.9~36.4℃	3~5초	
고막	35.8~37.4℃	2~5초	

고막 체온
- 성인의 경우 귀를 후상방으로, 소아의 경우 후하방으로 잡아당겨 외이도를 일직선으로 한 후 체온계의 끝부분을 삽입한다.
- 짧은 시간에 정확한 심부체온을 측정하기에 가장 좋은 부위이다.

🐧 액와체온 측정(전자체온계 이용)

번호	수행 항목	체크
1	액와에 땀이 있으면 수건으로 가볍게 두드려 닦아 건조시킨다.	
2	손을 씻고 환자를 확인한 후 전자체온계의 버튼을 눌러 디지털 화면에 '0'이나 '___'가 나타났는지 확인한다.	
3	체온계의 측정부위가 액와 중앙에 놓이게 한 후 팔을 몸통에 붙여서 빠지지 않게 한다.	
4	종료음이 울리면 환자에게서 탐침을 제거하고 체온계에 나타난 숫자를 읽는다.	
5	체온계를 소독하고 건조시켜 보관한다.	
6	손을 씻은 후 간호기록지에 기록한다. • 'A'로 표기	

🐧 구강체온 측정(전자체온계 이용)

번호	수행 항목	체크
1	흡연을 하였거나 차거나 뜨거운 음식물을 섭취하였는지 확인한다. (일반 음식물 섭취 시 10분 후, 차거나 뜨거운 음식 섭취 시 30분 후에 측정)	
2	손을 씻고 환자를 확인한 후 전자체온계의 버튼을 눌러 디지털 화면에 '0'이나 '___'가 나타났는지 확인한다.	
3	체온계의 탐침을 환자의 혀 밑에 넣고 입을 다물도록 한다.	
4	종료음이 울리면 환자에게서 탐침을 제거하고 체온계에 나타난 숫자를 읽는다.	
5	체온계를 소독하고 건조시켜 보관한다.	
6	손을 씻은 후 간호기록지에 기록한다. • 'O'로 표기	

🐧 직장체온 측정(전자체온계 이용)

번호	수행 항목	체크
1	목적과 방법에 대해 설명하고 커튼을 친다.	
2	옆으로 눕게 하고 항문을 노출시킨다.	
3	손을 씻고 환자를 확인한 후 전자체온계의 버튼을 눌러 디지털 화면에 '0'이나 '___'가 나타났는지 확인한다.	
4	끝이 둥근 직장체온계에 윤활제를 삽입 길이만큼 바른 후 배꼽을 향해 성인은 약 2.5~4cm, 아동은 약 1.5~2.5cm 가량 삽입한다.	
5	종료음이 울리면 환자에게서 탐침을 제거하고 체온계에 나타난 숫자를 읽는다.	
6	체온계를 소독하고 건조시켜 보관한다.	
7	손을 씻은 후 간호기록지에 기록한다. • 'R'로 표기	

※ 직장체온 측정 금기 : 변비나 설사 환자, 출혈 환자, 직장이나 회음부 수술 환자, 직장 종양이나 치질 환자, 경련 환자, 심근경색증 환자 등

✛ 맥박(PR; Pulse Rate)

맥박의 정상범위   60~100회/분

(서맥: 60회/분 이하, 빈맥: 100회/분 이상)

🐧 나이에 따른 맥박의 정상범위

나이	정상범위(회/분)	나이	정상범위(회/분)
신생아	120~140	학령기	75~110
영아	80~160	청소년	60~90
유아	80~130	**성인**	**60~100**
학령전기	80~120	노인	60~100

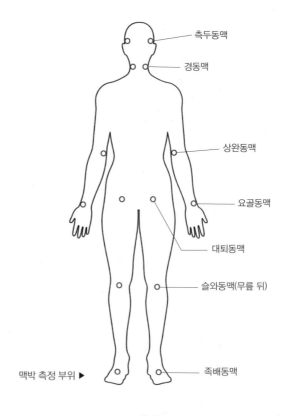

맥박 측정 부위 ▶

- 측두동맥
- 경동맥
- 상완동맥
- 요골동맥
- 대퇴동맥
- 슬와동맥(무릎 뒤)
- 족배동맥

🐧 요골맥박 측정 방법

번호	수행 항목	체크
1	환자에게 요골맥박을 측정할 것임을 알린다.	
2	환자의 손목 안쪽에서 엄지손가락을 연결하는 선 위에 측정자의 둘째, 셋째 손가락 끝을 댄다.	
3	손끝에서 느껴지는 박동을 1분간 측정한다. (규칙적일 경우 30초×2도 가능하지만 영아나 아동의 경우에는 1분간 측정)	
4	붉은색 볼펜으로 기록한다.	

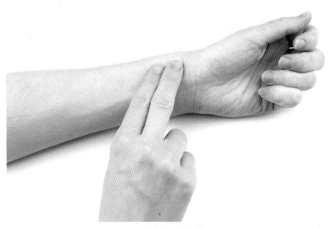

▲ 요골맥박 측정 부위

🐧 심첨맥박 측정 방법(청진기를 이용하여 측정)

번호	수행 항목	체크
1	손을 씻고 환자를 확인한 후 방법을 설명한다.	
2	알코올 솜으로 청진기를 닦는다.	
3	커튼을 치고 환자를 눕거나 앉게 한 후 왼쪽 가슴을 노출시킨다.	
4	청진기의 판막형 부분을 손바닥에 5~10초간 비벼 따뜻하게 한다.	
5	심첨 부위에 청진기를 대고 <u>1분간</u> 측정한다. • 4세 미만 영유아 : 4번째 늑골간의 좌측 쇄골중앙선 왼쪽 • 4~6세 소아 : 좌측 쇄골중앙선과 5번째 늑골간이 만나는 곳 • 성인 : 흉골에서 왼쪽으로 약 8cm 부위로 5번째 늑골간	
6	측정 결과를 기록한다. • 'A(Apex)'로 표기	

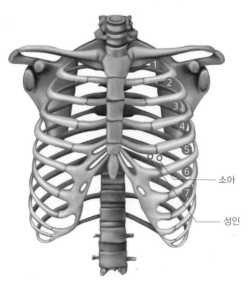

▲ 심첨맥박 측정부위

✚ 호흡(RR; Respiration Rate)

호흡의 정상범위 12~20회/분

(서호흡: 12회/분 이하, 빈호흡: 20회/분 이상)

👤 나이에 따른 맥박의 정상범위

나이	정상범위(회/분)	나이	정상범위(회/분)
신생아	30~60	학령기	18~30
영아	30~60	청소년	12~20
유아	24~40	**성인**	**12~20**
학령전기	22~34	노인	12~20

👤 호흡 측정 방법

번호	수행 항목	체크
1	호흡 측정하는 것을 환자가 눈치채지 않게 해야 하므로 맥박 측정 후 손을 요골동맥에 그대로 댄 채 호흡수를 이어서 측정한다.	
2	1분간 측정한다. * 호기와 흡기가 합쳐져서 1회 호흡이 된다. (규칙적일 경우 30초×2도 가능하지만 영아나 아동의 경우에는 1분 간 측정)	
3	손을 씻고 기록한다.	

이상호흡의 종류

• 과호흡 : 호흡 횟수와 깊이가 증가된 경우
• 호흡곤란 : 호흡 횟수가 증가하고 흡기와 호기가 모두 힘든 경우
• 체인스톡 호흡 : 임종시 볼 수 있는 호흡으로 무호흡과 과도호흡이 교대로 나타남
• 쿠스마울 호흡 : 케톤성 당뇨병 혼수시 볼 수 있는 과일냄새가 나는 호흡으로 리듬은 규칙적이나 비정상적으로 깊고 호흡수가 증가하는 호흡

폐활량 운동기구(강화폐활량계, 인스피로메타, Inspirometer)

장기간의 수술을 한 환자나 장기 투병중인 환자의 폐기능 향상을 위해 사용하는 기구로, 흡기를 도와 폐포를 팽창시켜 무기폐를 예방한다.

사용법

① 상체를 세우고 바르게 앉아 기계를 수평이 되도록 놓는다.

② 마우스피스를 입에 문다.

③ 숨을 최대한 내쉬고 난 후 3~5초 동안 천천히 깊게 숨을 들이마신다.

④ 위로 올라간 공의 개수와 높이를 보면서 반복적으로 연습한다.

＊1회 실시할 때 이 동작을 5~10회 반복하며 1시간에 10분씩 실시하되, 1회 사용 후 쉬었다가 하도록 설명한다.

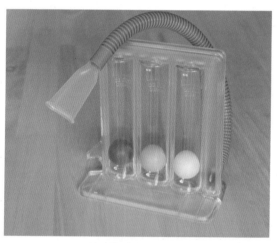

▲ 인스피로메타, Inspirometer

✚ 혈압(BP; Blood Pressure)

평균 정상혈압　120/80mmHg

(고혈압: 140/90mmHg 이상, 저혈압: 90/60mmHg 이하)

😊 나이에 따른 혈압의 정상범위

나이	범위(단위: mmHg)	
	수축기 혈압	이완기 혈압
신생아	60~90	20~60
영아	74~100	50~70
유아	80~112	50~80
학령전기	82~110	50~78
학령기	84~120	54~80
청소년기	94~140	62~88
성인	**90~140**	**60~90**
노인	90~140	60~90

혈압 측정 시 주의사항

- 환자의 팔을 심장과 같은 높이로 놓고 측정한다.
- 같은 부위에서 혈압을 반복 측정할 경우 2~5분 정도 후에 측정하도록 한다.
- 혈액투석을 위한 동정맥루를 가진 팔에서는 혈압 측정을 금한다.

실제보다 혈압이 높게 측정되는 경우

- 커프의 크기가 너무 좁은 경우
- 혈압 측정 전에 충분히 안정이 안 된 경우
- 커프를 느슨하게 감았을 경우
- 측정 부위가 심장보다 낮은 경우
- 식사나 흡연 직후에 혈압을 측정한 경우

🧑 혈압 측정 방법(아네로이드 혈압계, 성인 기준)

준비물 혈압계, 청진기

번호	수행 항목	체크
1	손을 씻은 후 환자에게 절차를 설명하고 편안한 자세로 앉거나 눕도록 한다.	
2	손바닥이 위로 향하게 팔을 펴고 상완동맥이 잘 노출되게 한다.	
3	팔꿈치에서 약 2~5cm 위로 손가락 하나가 들어갈 정도의 여유를 두고 12~14cm 정도의 폭을 가진 커프를 감는다.	
4	상완동맥을 촉지한다.	
5	청진기를 귀에 꽂고 판막형 부분을 상완동맥에 댄다.	
6	공기펌프의 조절기를 잠그고 펌프질해서 커프를 팽창시키는데 상완동맥의 맥박이 사라지는 지점에서 20~30mmHg를 더 올린다.	
7	공기펌프의 조절기를 천천히 열어 공기가 1초에 2mmHg씩 내려가게 하면서 청진기로 소리를 듣는다. • 수축기압 : 처음 심장 박동이 들리는 지점 • 이완기압 : 계속 들리다가 갑자기 약해지거나 소리가 사라지는 지점	
8	환자의 팔에서 커프를 제거하고 바람을 완전히 빼서 눈금을 '0'으로 내린다.	
9	청진기와 혈압계를 정리한 후 손을 씻고 '수축기혈압/이완기혈압'으로 기록한다.	

🧑 혈압 측정 방법(자동 혈압계, 성인 기준)

준비물　자동 혈압계 * 청진기 필요 없음

번호	수행 항목	체크
1	손을 씻은 후 환자에게 절차를 설명하고 편안한 자세로 앉거나 눕도록 한다.	
2	손바닥이 위로 향하게 팔을 펴고 상완동맥이 잘 노출되게 한다.	
3	팔꿈치에서 약 2~5cm 위에 커프의 하단이 위치하도록 감는다.	
4	자동 혈압계의 시작버튼을 눌러 측정을 시작한다. (측정 도중 중단하고 싶거나 팔이 아플 경우 정지 버튼을 누른다.)	
5	표시창에 나타나는 혈압을 '수축기혈압/이완기혈압'으로 기록한다.	

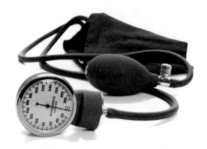

▲ 아네로이드 혈압계

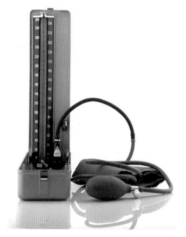

▲ 수은혈압계

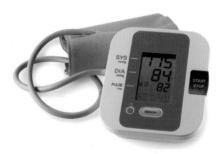

▲ 자동혈압계

◼— 혈당 측정(Blood Sugar Test, BST) 돕기

혈당 측정이란 혈액 중 당의 농도를 측정하는 것이다.

준비물 손소독제, 혈당 측정기, 검사지(Strip), 채혈기, 채혈침(Lancet), 소독솜

🧑 혈당 측정 방법

번호	수행 항목	체크
1	손을 씻고 필요한 물품을 준비한다.	
2	환자를 확인하고 목적과 절차를 설명한다.	
3	<u>손이 심장보다 아래에</u> 위치하도록 하고 채혈하기 적절한 부분을 확인한다.	
4	검사지 보관통에서 검사지를 꺼내 혈당 측정기에 삽입한다.	
5	채혈기에 채혈침을 끼우고 채혈 세기를 조절한다.	
6	채혈할 부분을 소독솜으로 닦은 후 완전히 <u>마를 때까지 기다린다.</u>	
7	채혈기 버튼을 눌러 천자한 후 혈액이 흘러나오게 하여 검사지에 충분히 묻힌다.	
8	바늘로 찌른 부위를 소독솜으로 눌러준다.	
9	측정기 모니터에 나온 수치를 확인한다.	
10	채혈침은 '손상성 폐기물 용기'에, 소독솜과 사용한 검사지는 '일반 의료 폐기물 용기'에 버린다.	
11	손을 씻고 기록한다.	

혈당 정상수치

- <u>공복 혈당 : 100mg/dL 미만</u> (당뇨 : 126 이상)
- <u>식후 2시간 혈당 : 140mg/dL 미만</u> (당뇨 : 200 이상)

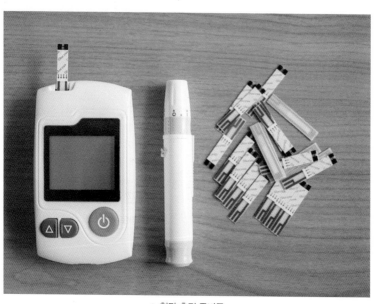

▲ 혈당 측정 준비물

✚ 내과적 무균술과 외과적 무균술

	내과적 무균술	외과적 무균술
정의	• 세균의 수를 감소시키거나 전파 방지 • 격리, 역격리	• 모든 비병원성균과 병원성균 제거
물품 적용	• 소독물품	• 멸균물품
적용 장소	• 일상생활이나 일반병실에서 주로 적용	• 수술실에서 주로 적용
★손씻기	• 30초 이상 물과 비누를 이용한 손씻기 • 손끝이 아래로 향하게 • 종이, 건조된 타월 사용	• 2~5분간 손소독제나 항균비누를 이용한 손씻기(원형동작) • 손끝이 위로 향하게 • 멸균타월 사용
적용	• 예외는 있지만 소화기계와 관련된 행위 시 예 위관삽입, 관장 등	• 균이 절대 들어가면 안 되는 행위 시 • 혈액과 닿을 가능성이 있는 행위 시 예 주사, 인공도뇨 등

✚ 내과적 무균술

일정 지역에 있는 미생물의 수를 줄이는 것과 현재 있는 곳에서 다른 곳으로 미생물이 전파되는 것을 막는 것으로 소독의 개념과 유사

격리(표준격리) 전염성 질환을 가진 환자를 격리하는 것
역격리(보호격리) 감수성이 큰(면역력이 낮은) 환자를 외부 감염으로부터 보호하기 위하여 주변을 무균적으로 유지하는 것

보호장비 착용 순서 (내과적 무균술)	손 씻기 → 모자 → 마스크 → (보안경) → 가운 → 장갑 → (보안경)

🦠 (1) 내과적 손씻기

준비물 비누 또는 소독제, 일회용 종이타월

번호	수행 항목	체크
1	장신구를 제거한다.	
2	세면대와 조금 떨어져서 손을 씻는 동안 옷이 세면대에 닿지 않도록 한다.	
3	흐르는 물에 손과 팔을 완전히 적신다. ＊손씻기가 끝날 때까지 손을 팔꿈치보다 아래로 내려 손끝을 향해 물이 흐르도록 한다.	
4	손에 비누나 소독제를 묻혀 30초 이상 씻는다. ＊손바닥과 손등, 손가락 각각, 손가락 사이사이, 손가락 끝, 손톱, 손목을 씻는다.	
5	흐르는 물에 헹군다.	
6	종이타월을 이용하여 손을 닦는다.	
7	사용한 종이타월로 수도꼭지를 잠근다.	

🐧 (2) 깨끗한 가운 입기

번호	수행 항목	체크
1	손을 씻는다.	
2	양손으로 격리가운의 목 가장자리나 <u>안쪽면을 잡고</u> 가운의 밑단이 바닥에 닿지 않게 조심스레 펼친다.	
3	동시에 소매 속으로 양손을 집어넣는데 왼손을 소매 속에 넣은 채 오른쪽 소매를 팔꿈치 방향으로 잡아당겨 오른손을 소매 밖으로 뺀다.	
4	왼손은 위로 들고 흔들어 소매 밖으로 뺀다.	
5	목 뒤의 끈을 묶는다.	
6	등에서 <u>가운이 가능한 한 많이 겹치게</u> 하여 허리끈을 묶는다.	

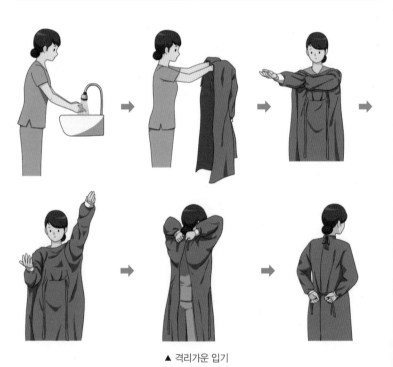

▲ 격리가운 입기

👤 (3) 오염된 가운 벗기

※ 가운의 겉면을 만지지 않도록 주의!

번호	수행 항목	체크
1	허리끈을 풀어 양옆으로 늘어뜨린다.	
2	손을 씻는다.	
3	목끈을 푼다.	
4	오른손 손가락을 격리 가운 왼쪽 소매 안쪽으로 넣고 손등 위로 끌어내린다.	
5	오른쪽 소매를 격리가운으로 덮여진 왼손으로 잡고 끌어내린다.	
6	가운 안쪽에서 손을 움직여 안쪽면만 잡고 가운을 벗는다.	
7	안쪽(깨끗한 쪽)이 바깥으로 나오게 가운을 말아서 버린다.	

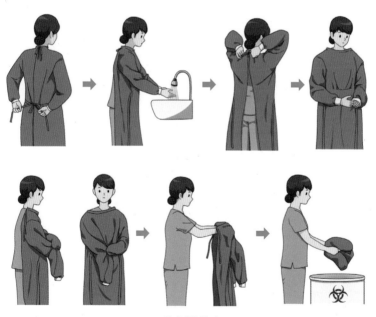

▲ 격리가운 벗기

격리가운 탈의 후 걸어두는 방법

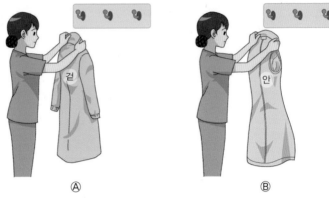

Ⓐ   Ⓑ

- **격리실 안에 걸어둘 경우(Ⓐ)** : 가운의 바깥면(오염된 면)이 겉으로 나오 게 해서 걸어둔다.(외출 후 옷걸이에 외투를 걸어두듯이)
- **격리실 밖에 걸어둘 경우(Ⓑ)** : 가운의 바깥면(오염된 면)이 안으로 들어 가게 해서 걸어둔다.(안쪽면이 밖으로 나오게 뒤집어서)

(4) 마스크 착용과 벗기

번호		수행 항목	체크
1	착용	손을 씻는다.	
2		마스크 윗부분을 콧마루 위에 놓고 <u>위끈부터</u> 머리 뒤에서 단단히 묶는다.	
3		마스크 아랫부분은 턱 밑까지 내려오게 하고 아래끈은 목 뒤로 묶어 코와 입을 완전히 가린다.	
1	벗기	손을 씻고 <u>아래끈을 먼저 푼 후</u> 위끈을 푼다.	
2		그대로 위끈만 잡은 채 폐기물용기에 버린다.	
3		손을 씻는다.	

✚ 외과적 무균술

병원균이나 미생물이 전혀 없는 멸균상태를 유지하는 것

외과적 무균술이 필요한 경우 : 주사약 준비과정, 정맥주사 삽입, 인공도뇨 삽입, 흉곽배액관 교환, 상처 드레싱, 멸균물품 다룰 때, 각종 천자검사 등의 침습적 행위 시 등

보호장비 착용 순서 (외과적 무균술)	모자 → 마스크 → 보안경 → 손씻기 → 멸균가운 → 멸균장갑

🧑 (1) 외과적 손씻기

준비물 항균비누, 손소독제, 멸균타월

번호	수행 항목	체크
1	장신구를 제거하고 옷을 팔꿈치 위쪽으로 걷어 올린다.	
2	무릎이나 발로 물을 튼다.	
3	손을 팔꿈치보다 위로 올린 자세를 유지한 채 손과 팔에 물을 적신다.	
4	2~5분 정도 손소독제를 이용하거나 항균비누와 물을 사용하여 손가락, 손, 아래팔, 팔꿈치까지 씻는다.	
5	손끝에서 팔꿈치 방향으로 물이 흐르도록 하여 흐르는 물로 충분히 헹군다.	
6	무릎이나 발로 물을 잠근다.	
7	손을 가슴 앞쪽에 두고 손끝을 위로 올린 상태로 수술방으로 들어간다.	
8	멸균타월을 사용하여 닦는다.	

(2) 멸균장갑 착용과 벗기

준비물 항균비누, 손소독제, 멸균타월

번호		수행 항목	체크
1	착용	손을 씻은 후 충분히 말린다.	
2		양손으로 외부 포장지의 가장자리를 잡고 벌려서 개봉한다.	
3		내부 포장지를 조심스럽게 개봉한다.	
4		잘 사용하지 않는 손(왼손)으로 반대 손(오른손)의 멸균장갑 손목 부분의 접혀져 있는 부분을 잡아 올린다.	
5		멸균장갑의 바깥면에 닿지 않게 하면서 멸균장갑을 들고 있지 않은 손(오른손)의 손바닥을 위로 해서 멸균장갑 속으로 집어넣는다.	
6		멸균장갑을 낀 오른손의 손가락을 구부려 왼쪽 멸균장갑의 접혀진 커프 안으로 엄지를 제외한 손가락을 집어넣고 들어 올린다.	
7		왼손의 손바닥을 위로 해서 멸균장갑 안으로 집어넣는다. 이 때 오른쪽 엄지손가락을 최대한 바깥쪽으로 벌려 왼팔 피부에 닿지 않도록 주의한다.	
8		왼손 멸균장갑의 커프가 평평해질 때까지 장갑의 겉면만 만지면서 커프를 손목 방향으로 올려 붙인다.	
9		멸균장갑을 낀 왼손으로 오른쪽 멸균장갑의 겉면만 만지면서 접혀진 커프를 손목 방향으로 올려 붙인다.	
1	벗기	왼손으로 오른쪽 장갑의 손바닥 쪽 손목 아랫부분을 잡는다.	
2		오른쪽 장갑의 안쪽이 바깥으로 나오도록 뒤집으면서 벗는다. 이때 장갑 낀 왼손은 벗겨진 오른쪽 장갑을 잡고 있다.	
3		오른쪽 검지와 중지를 손가락을 왼쪽 장갑 안쪽에 넣는다.	
4		손가락을 밖으로 당기면서 뒤집어 벗는다. 이때 왼손으로 잡고 있는 오른쪽 장갑이 방금 벗은 왼쪽 장갑 안으로 들어가도록 한다.	
5		양쪽 장갑이 뒤집혀진 채로 버리고 손을 씻는다.	

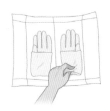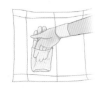

▲ 멸균장갑 착용

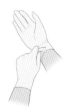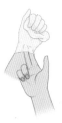

▲ 멸균장갑 벗기

(3) 멸균가운 착용

번호	수행 항목	체크
1	양손으로 목 부분 안쪽을 잡고 가운을 편다.	
2	두 팔을 소매 속으로 동시에 밀어 넣고 어깨선상에서 손을 유지시킨 채 서 있는다.	
3	뒤에서 순환간호사가 가운의 어깨쪽 솔기를 잡고 잡아당겨 손이 소매 안으로 더 들어갈 수 있게 돕는다.	
4	순환간호사가 가운의 목과 등끈을 묶어준다.	

※ 멸균가운 착용 후 가슴에서 허리까지는 멸균된 것으로 간주하므로 수술실에서 소독 가운을 입은 사람끼리 통과할 때는 손과 가운의 앞면이 오염되지 않도록 서로 등을 향하게 하고 지나간다.

🐧 (4) 멸균포(소독포) 개방 순서

번호	수행 항목	체크
1	겉면에 붙어 있는 멸균 확인용 테이프를 제거한다.	
2	간호조무사의 먼 쪽에서부터 포의 끝을 잡고 편다.	
3	오른쪽 포의 접혀진 끝부분을 잡고 편다.	
4	왼쪽 포의 접혀진 끝부분을 잡고 편다.	
5	간호조무사 가까운 쪽 포의 접혀진 끝부분을 잡고 편다.	

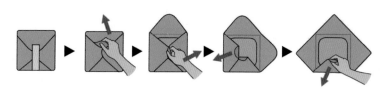

▲ 멸균포(소독포) 개방 순서

무구판술 돕기

⬧ 체위의 종류

앙와위(Supine Position)   똑바로 누운 자세
- 척추선열 유지, 요추 천자 후, 남성의 인공 도뇨 시 사용

복위(Prone Position)   엎드려 누운 자세
- 등 근육 휴식, 등 마사지 시 사용

측위(Lateral Position)   옆으로 누운 자세
- 마비나 부동 환자의 식사 시, 천골부위의 압력을 줄이기 위해 사용

반좌위=파울러 자세(Fowler's Position)   상체를 45° 올린 자세
- 호흡곤란 환자, 흉부나 심장 수술 후 사용

심스체위(Sim's Position)   반복위로 측위와 복위의 중간 형태
- 관장 또는 항문 검사 시, 무의식 환자의 구강 내 분비물 배액 촉진을 위해 사용

배횡와위(Dorsal recumbent Position)   등을 대고 바닥에 누워 발바닥을 침상에 붙이고 무릎을 구부린 자세
- 복부 검사, 여자의 인공도뇨 시, 회음부 열요법 시 사용

절석위=쇄석위(Lithotomy Position)   진찰대에 등을 대고 누워 진찰대하단 양쪽 발걸이에 발을 올려놓는 산부인과 자세
- 회음부, 질 등의 생식기와 방광 검사, 자궁 경부 및 질 검사를 위한 자세

슬흉위(Knee-chest Position)   엎드려 무릎을 꿇은 자세로 대퇴와 다리는 직각이 되게 하고, 머리와 가슴은 침상에 닿게 붙이는 일명 고양이 자세
- 골반 내 장기를 이완시키고 산후 자궁후굴을 예방하는 자세, 자궁 내 태아 위치 교정, 월경통 완화, 직장이나 대장 검사 시 자세

(변형된) 트렌델렌버그 자세(Trendelenburg's Position)=골반고위
=T-Position=Shock Position 침대 발치(하체)를 45° 정도 올려 머리
가 다리보다 낮게 하는 자세
- <u>쇼크</u> 시 신체 하부의 혈액을 심장으로 모을 때 취할 수 있는 자세

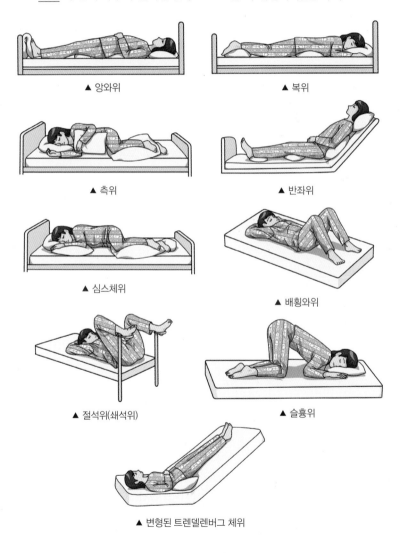

▲ 앙와위

▲ 복위

▲ 측위

▲ 반좌위

▲ 심스체위

▲ 배횡와위

▲ 절석위(쇄석위)

▲ 슬흉위

▲ 변형된 트렌델렌버그 체위

🧑 체위 유지 돕기

번호	수행 항목	체크
1	손을 씻는다.	
2	필요한 물품을 준비한다.	
3	환자를 확인한 후 목적과 방법을 설명한다.	
4	침대 높이를 조절한 후 침상 난간을 내린다.	
5	적절한 체위를 취해준다.	
6	필요한 부위에 베개 등의 지지물을 대준다.	
7	환자가 의식이 있는 경우 불편한 부위가 있는지 물어보고 교정해준다.	
8	물품을 정리하고 침상난간을 올려준다.	

체위유지 돕기

운동과 이동 돕기

✚ 이동 돕기

🧑 옆으로 돌려 눕히기

번호	수행 항목	체크
1	간호조무사는 환자를 돌려 눕히려는 방향에 서서 환자의 <u>머리를 돌려 눕히려는 방향으로</u> 돌린다.	
2	돌려 눕히려는 쪽의 손을 머리 위로 올리거나 팔꿈치를 직각으로 굽히고 간호조무사 먼 쪽 팔을 가슴 위에 얹는다.	
3	간호조무사 먼 쪽에 있는 환자 무릎을 굽히거나 돌려눕는 방향의 반대쪽 발을 다른쪽 발 위에 올린다.	
4	돌려 눕히려는 방향의 반대쪽 어깨와 엉덩이에 손을 대고 옆으로 돌려 눕힌다.	
5	엉덩이와 아래에 있는 어깨를 살짝 뒤로 이동하여 편안하게 해준다.	

※ 환자는 얼굴 → 어깨 → 엉덩이 순서대로 돌아눕게 된다.

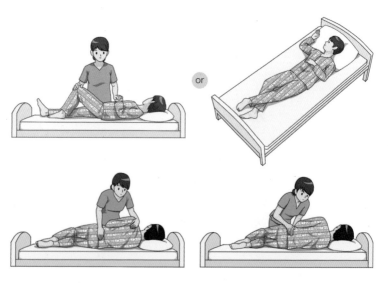

🧑 침대 머리 쪽으로 이동하기

번호	환자가 협조를 할 수 있는 경우	체크
	수행 항목	
1	침대 매트를 수평으로 하고 베개를 머리 쪽으로 옮긴다.	
2	환자에게 침대 머리 쪽 난간을 잡게 하고 무릎을 세워 발바닥을 침대에 닿게 한 후 다리에 힘을 주게 한다.	
3	간호조무사는 환자의 대퇴 아래에 한쪽 팔을 넣고 다른 팔로 침상을 밀면서 구호에 맞춰 침대 머리 쪽으로 이동한다.	

번호	환자가 협조를 할 수 없는 경우	체크
	수행 항목	
1	침대 매트를 수평으로 하고 베개를 머리 쪽으로 옮긴다.	
2	간호조무사 2명이 침대 양편에 한 사람씩 마주선다.	
3	한쪽 팔은 어깨와 등 밑을, 다른 팔로는 둔부와 대퇴를 지지하여 반대편 사람과 손을 잡은 채 구호에 맞춰 동시에 환자를 침대 머리 쪽으로 이동한다.	

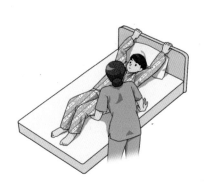

▲ 협조가 가능할 때

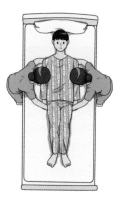

▲ 협조가 불가능할 때

🛏 침대에서 일어나 앉기

편마비 환자인 경우		
번호	수행 항목	체크
1	환자의 마비된 손을 가슴 위에 올려놓는다.	
2	환자의 양쪽 무릎을 굽혀 세운 후 어깨와 엉덩이 또는 허벅지를 지지하여 간호조무사 쪽으로(마비된 쪽이 위로 오게, 건강한 쪽이 침대 면에 닿게) 옆으로 돌려 눕힌다.	
3	간호조무사의 팔을 환자의 목 아래에 깊숙하게 넣고 손바닥으로 등과 어깨를 감싸고, 반대쪽 손은 엉덩이 또는 허벅지를 지지하여 일으켜 앉힌다.	
4	이때 환자는 건강한 손으로 짚고 일어날 수 있도록 한다.	

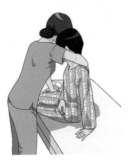

▲ 편마비 환자일 때

사지마비 환자인 경우		
번호	수행 항목	체크
1	환자의 양손을 가슴 위로 올린다.	
2	한쪽 팔을 환자의 목 밑에 받쳐 깊숙하게 넣은 후 손바닥으로 반대쪽 어깨를 감싸듯이 받쳐준다.	
3	간호조무사의 다른 손은 환자의 가슴 위에 올려진 팔을 지지한다.	
4	환자의 상체를 일으킨다.	

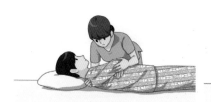 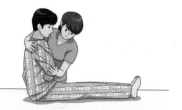

▲ 사지마비 환자일 때

🧑 침대에 걸터앉기

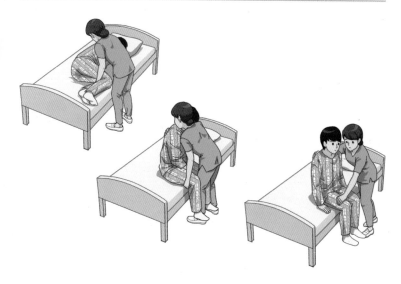

번호	수행 항목	체크
1	환자가 간호조무사 쪽으로 돌아누운 자세에서 목과 어깨, 다리를 지지한다.	
2	다리를 침대 아래로 내리면서 상체를 들어올린다.	
3	양쪽 발바닥이 바닥에 닿도록 지지한다.	

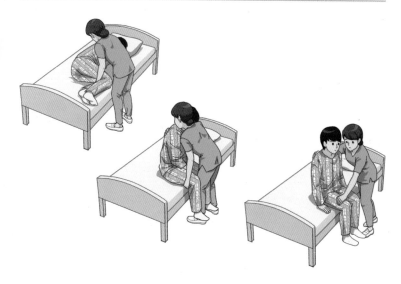

🧍 일으켜 세우기

번호	앞에서 보조하는 경우	
	수행 항목	체크
1	환자의 발을 무릎보다 살짝 안쪽으로 옮긴다.	
2	간호조무사의 무릎을 환자의 마비된 쪽 무릎 앞에 대고 지지해준다.	
3	간호조무사의 양손은 환자의 허리를 잡아 지지한다.	
4	환자의 상체를 앞으로(간호조무사 쪽으로) 기울이면서 천천히 일으켜 세운다.	

번호	옆에서 보조하는 경우	
	수행 항목	체크
1	환자의 발을 무릎보다 살짝 안쪽으로 옮긴다.	
2	간호조무사는 환자의 마비된 쪽에 서서 환자의 마비된 발 바로 뒤에 간호조무사의 발을 놓는다.	
3	한 손으로 환자의 마비된 다리의 대퇴부를 지지하고, 다른 한 손은 환자의 반대쪽 허리를 부축하여 세운다.	
4	환자가 양쪽 무릎을 펴서 일어나면 대퇴부에 있던 간호조무사의 손을 환자의 가슴 부위로 옮겨 상체를 펼 수 있도록 돕는다.	

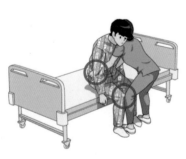

▲ 앞에서 보조하기

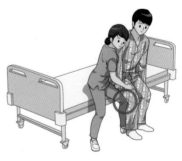

▲ 옆에서 보조하기

🧑 침대에서 휠체어로 이동

번호	수행 항목	체크
1	휠체어를 환자의 <u>건강한</u> 쪽으로 침대와 붙여서 <u>평행이 되도록</u>(또는 30~45˚정도 비스듬히) 놓고 잠금장치를 한다.	
2	환자의 <u>건강한 쪽</u> 손으로 멀리 있는 휠체어 손잡이를 잡는다.	
3	간호조무사의 무릎으로 환자의 마비 측 무릎을 <u>지지</u>해준다.	
4	몸을 회전시켜 휠체어에 앉힌다.	
5	환자의 뒤로 가서 겨드랑이 밑으로 간호조무사의 손을 넣어 휠체어 깊숙이 앉힌다.	

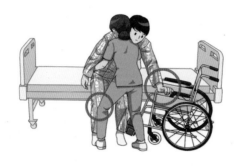

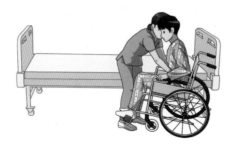

운동과 이동 돕기

🧑 휠체어에서 침대로 이동

번호	수행 항목	체크
1	휠체어를 환자의 건강한 쪽으로 침대와 붙여서 평행이 되도록(또는 30~45°정도 비스듬히) 놓고 잠금장치를 한다.	
2	간호조무사는 휠체어 발 받침대를 올리고, 발을 바닥에 내려놓아 환자의 발이 바닥을 지지하게 한다.	
3	간호조무사의 무릎으로 환자의 마비 측 무릎을 지지하고, 환자는 건강한 손으로 침대를 지지하게 한다.	
4	간호조무사는 환자 겨드랑이 밑으로 손을 넣어 일으켜 세운 후 침대에 앉게 한다.	

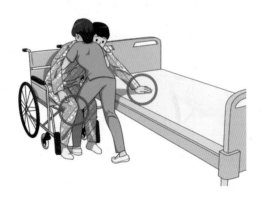

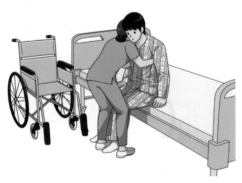

🧑 바닥에서 휠체어로 이동

번호	수행 항목	체크
1	환자의 건강한 쪽으로 휠체어를 가져와 잠금장치를 잠근다.	
2	환자에게 한 손으로 휠체어를 잡게 한다.	
3	환자 양쪽 무릎을 바닥에 지지한 상태로 무릎을 꿇고 엉덩이를 들어 허리를 편 후 건강한 손으로 휠체어 손잡이를 잡는다.	
4	간호조무사는 환자의 뒤에서 한 손으로 허리를 잡아주고 다른 한 손으로는 어깨를 지지해준다.	
5	환자의 건강한 쪽 무릎을 세워 천천히 일어나 휠체어에 앉게 한다.	

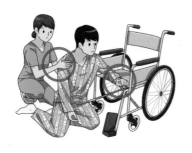
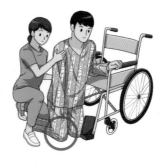
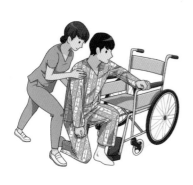
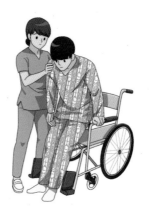

운동과 이동 돕기

🐧 휠체어에서 바닥으로 이동

번호	수행 항목	체크
1	간호조무사는 환자의 마비 쪽 옆에서 <u>몸통과 어깨를 지지</u>해준다.	
2	환자는 <u>건강한 손으로 바닥을 짚고</u> 건강한 다리에 힘을 주어 바닥에 내려 앉는다.	
3	간호조무사는 이동하는 동안 환자의 상체를 지지해준다.	

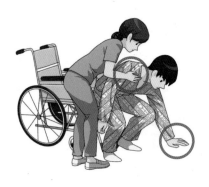

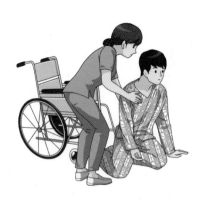

🧑 침대에서 침대로 이동

번호	수행 항목	체크
1	양쪽 침대 높이를 같게 맞추고, 환자의 두 팔을 가슴에 모아준다.	
2	환자의 두 다리를 모으고 무릎을 세운다.	
3	한 팔은 환자의 어깨 아래에, 다른 팔은 허리 아래에 넣어 지지한다.	
4	다른 한 사람은 한 팔로 환자 허리 아래를 지지하고, 다른 팔로 두 무릎 밑을 지지한다.	
5	구령과 함께 들어올려 환자를 옮긴다.	

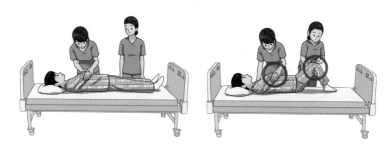

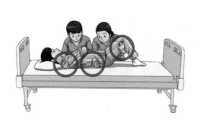
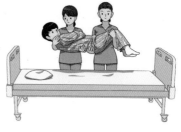

휠체어에서 이동변기로 이동

번호	수행 항목	체크
1	휠체어 잠금장치를 잠그고 이동변기를 환자의 건강한 쪽에 30~45° 비스듬히 놓는다.	
2	환자의 두 발을 바닥에 지지하도록 하고 간호조무사는 환자 앞에 선다.	
3	간호조무사는 환자의 허리와 무릎을 지지한다.	
4	환자는 건강한 손으로 이동변기의 먼 쪽 손잡이를 잡는다.	
5	환자는 건강한 다리에 힘을 주어 이동변기로 옮겨 앉는다.	

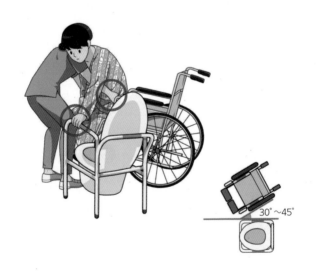

30° ~45°

✚ 지팡이 보행 돕기

번호	수행 항목	체크
1	지팡이의 고무 받침이 닳지 않았는지 확인하고 미끄러지지 않는 양말과 신발을 신게 한다.	
2	지팡이의 끝부분을 앞으로 15cm, 옆으로 15cm 위치에 놓는다.	
3	팔꿈치가 약 30° 정도 구부러지게 섰을 때 지팡이의 손잡이가 환자의 둔부 높이에 오는 정도, 평소 신는 신발을 신고 똑바로 섰을 때 손목 높이 정도가 적당하다.	
4	지팡이를 짚는 편마비 환자를 부축할 때는 반대쪽(마비된 쪽)에서 보조한다. • 계단 올라갈 때 : 지팡이 → 건강한 다리 → 아픈 다리 • 계단 내려갈 때(=평지 이동 시) : 지팡이 → 아픈 다리 → 건강한 다리 • 2점 보행 : 지팡이+아픈 다리 → 건강한 다리	

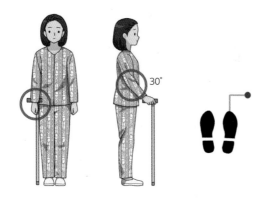

✚ 목발 보행 돕기

🧍 2점 보행　　　　　　　　　　　※ 양쪽 하지에 체중 부하를 할 수 있을 때

번호	수행 항목	체크
1	목발의 끝부분을 앞으로 15cm, 옆으로 15cm 지점에 두고 팔꿈치를 30°정도 구부린다.(겨드랑이에 손가락 2~3개(3~5cm) 정도가 들어갈 정도의 길이)	
2	체중은 겨드랑이가 아닌 손목이나 손바닥에 둔다.	
3	왼발과 오른쪽 목발을 앞으로 이동한다.	
4	오른발과 왼쪽 목발을 앞으로 이동한다.	
5	반복한다.	

🧍 3점 보행　　　　　　　　　　　※ 한쪽 하지가 약해서 체중부하를 할 수 없을 때

번호	수행 항목	체크
1	목발의 끝부분을 앞으로 15cm, 옆으로 15cm 지점에 두고 팔꿈치를 30°정도 구부린다.	
2	체중은 겨드랑이가 아닌 손목이나 손바닥에 둔다.	
3	양쪽 목발과 아픈 쪽 다리를 앞으로 이동한다.	
4	건강한 다리를 앞으로 이동한다.	
5	반복한다.	

🐧 4점 보행

※ 양쪽 하지에 체중 부하를 할 수 있을 때

번호	수행 항목	체크
1	목발의 끝부분을 앞으로 15cm, 옆으로 15cm 지점에 두고 팔꿈치를 30° 정도 구부린다.	
2	체중은 겨드랑이가 아닌 손목이나 손바닥에 둔다.	
3	오른쪽 목발을 앞쪽에 둔다.	
4	왼발을 앞으로 이동한다.	
5	왼쪽 목발을 앞쪽에 둔다.	
6	오른발을 앞으로 이동한다.	
7	반복한다.	

목발을 이용하여 계단 올라가기	계단의 난간 잡기 → 건강한 다리 → 아픈 다리+목발
목발을 이용하여 계단 내려가기	계단의 난간 잡기 → 아픈 다리+목발 → 건강한 다리

운동과 이동 돕기

✚ 보행기 이동 돕기

보행기 이동 시

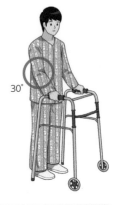

- 보행기는 환자의 팔꿈치가 약 30° 구부러진 상태에서 <u>둔부 높이</u>에 위치하는 것이 적당하다.
- 낙상의 위험이 있으므로 절대 보행기에 기대어 이동하지 않도록 한다.

30°

한쪽 다리만 약한 환자	보행기 + 아픈 다리 → 건강한 다리
양쪽 다리가 모두 불편한 환자	보행기 → 한쪽 다리 → 반대쪽 다리

✚ 휠체어 이동 돕기

문턱(도로 턱)을 오를 때   <u>휠체어를 뒤쪽으로</u> 기울인 다음 앞바퀴를 들어 문턱을 오른다.

문턱을 내려갈 때

- 휠체어를 <u>뒤로 돌려</u> 내려간다.
- 환자의 뒤에 서서 뒷바퀴를 내려놓고 앞바퀴를 들어올린 다음, 뒷바퀴를 천천히 뒤로 빼면서 앞바퀴를 조심히 내려놓는다.

오르막길을 올라갈 때

- 두 팔에 힘을 주고 자세를 낮춰 다리에 힘을 주어 밀고 올라간다.
- 환자의 체중이 무겁거나 경사도가 높을 경우 지그재그로 올라간다.

내리막길을 내려갈 때

- 휠체어를 <u>뒤로 돌려</u> <u>뒷걸음으로</u> 내려간다.

- 환자의 체중이 무겁거나 경사도가 심한 경우 지그재그로 내려간다.
- 반드시 고개를 뒤로 돌려 방향을 살핀다.

울퉁불퉁한 길   휠체어를 <u>뒤로 기울여</u> 큰 바퀴로 이동한다.

엘리베이터 타고 내리기   <u>뒤로 들어가서 앞으로</u> 밀고 나온다.

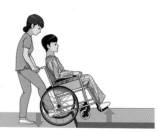

▲ 문턱(도로턱) 오르기

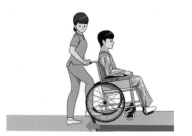

▲ 문턱(도로턱) 내려가기

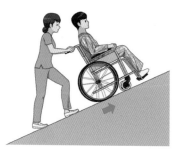

▲ 오르막길 갈 때

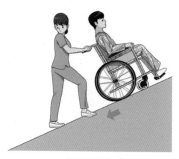

▲ 내리막길 갈 때

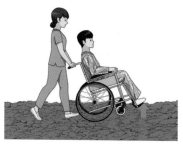

▲ 울퉁불퉁한 길 가기

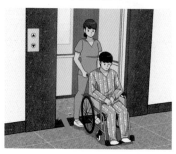

▲ 엘리베이터 타고 내리기

✛ 편마비 환자 옷 갈아입히고 벗기기

상의 입히기   마비된 팔 → 머리 → 건강한 팔

상의 벗기기   건강한 팔 → 머리 → 마비된 팔

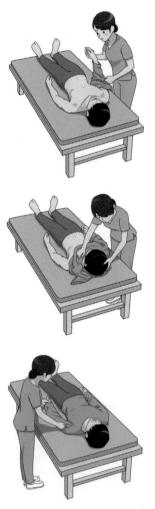

▲ 오른쪽 편마비 환자에게 단추 없는
상의 **입힐** 때

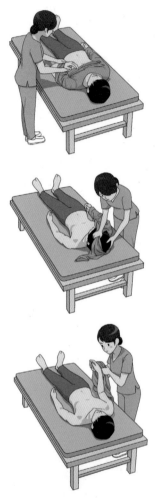

▲ 오른쪽 편마비 환자에게 단추 없는
상의 **벗길** 때

아내와의 임종 돕기

보호대 적용 돕기

✛ 보호대의 종류

재킷 보호대 혼돈 환자나 진정제를 투여한 환자에게 낙상을 방지하기 위해 사용

팔꿈치 보호대(주관절 보호대) 주로 소아에게 정맥주사 투여 시, 수술 후 팔꿈치나 무릎을 구부리는 것을 방지하기 위해 사용

손목, 발목 보호대 침상에서 낙상할 우려가 있거나 의식이 명료하지 않은 환자에게 손과 발의 움직임을 제한하기 위해 사용

홑이불 보호대(전신 보호대) 검사나 치료를 하는 동안 영아나 유아의 움직임을 제한하기 위해 홑이불을 이용하여 억제하는 방법

장갑 보호대 손과 손가락의 움직임을 제한해서 자신의 손으로 긁거나 손상을 입히는 것을 막기 위해 사용

크립 망 아기 침대 주위를 그물로 막아서 낙상 예방

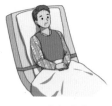

▲ 재킷보호대

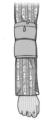

▲ 팔꿈치 보호대

▲ 손목 보호대

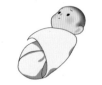

▲ 홑이불 보호대(전신 보호대)

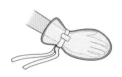

▲ 장갑 보호대

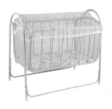

▲ 크립 망

🧑 손목 보호대 적용 방법

준비물 보호대, 패드

번호	수행 항목	체크
1	보호대에 대한 병원의 정책, 보호대 종류, 목적, 동의 여부를 확인한다.	
2	손을 씻는다.	
3	환자와 보호자에게 목적 및 방법을 설명한다.	
4	프라이버시를 존중하며 적절한 체위를 취해준다.	
5	환자의 손목 혹은 발목 주위에 패드를 댄다.	
6	보호대를 감고 클로브 히치(Clove hitch) 매듭으로 묶어서 당긴다.	
7	정방형 매듭이나 고리 매듭으로 침상틀에 고정한다.	
8	손을 씻고 보호대의 종류, 적용 시간, 적용한 부위의 상태, 환자의 반응 등을 기록한다.	
9	적어도 2시간마다 한 번씩 풀어주고 그때마다 피부 간호, 관절범위 운동을 시행한다.	

※ 보호대 적용 시 주의사항

• 보호대의 적용과 제거는 반드시 의사의 처방이 있어야 하며 동의서를 받았는지 확인한 후 시행한다.

• 보호대를 사용할 때는 사지의 창백함, 차가움, 저린 증상, 감각 저하 등의 피부 증상을 면밀히 관찰해야 한다.

• 신체 보호대 사용 감소를 위한 교육을 연간 1회 이상 실시한다.

산소호흡 돕기

✛ 안전한 산소요법을 위한 지침

- 병실문, 산소통, 침대 등에 '금연' 또는 '산소 사용 중'이라는 표시를 붙인다.
- 병실 내에서 라이터나 성냥을 사용하지 않는다.
- 정전기를 일으키는 합성섬유보다는 면으로 된 침구를 사용한다.
- 폭발성, 휘발성 물질의 반입을 금한다.
- 병실 내에서 전기용품의 사용을 제한한다.
- 화재 발생 시 대피요령과 비상구를 미리 알아둔다.

🐧 맥박산소 측정기(Pulse Oximeter)

번호	수행 항목	체크
1	손을 씻고 물품을 준비한다.	
2	환자를 확인한 후 목적과 방법을 설명한다.	
3	감지기를 부착할 적절한 곳을 선택한다.	
4	감지기가 부착될 곳을 알코올 솜으로 닦고 건조시킨다.	
5	감지기를 끼우거나 붙인다.	
6	수치를 읽고 손을 씻은 후 기록한다. (SpO$_2$ 정상범위 : 95~100%) * 측정 부위가 지나치게 밝은 빛에 노출될 경우, 빈혈이 있을 경우 부정확하게 측정될 수 있음	

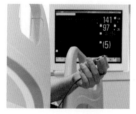 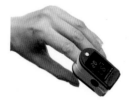

▲ 맥박산소 계측기(Pulse oximeter)

🐧 비강 캐뉼라(Nasal Cannula)

번호	수행 항목	체크
1	손을 씻고 물품을 준비한다.	
2	환자를 확인한 후 목적과 방법을 설명한 후 가능하면 반좌위를 취해준다.	
3	습윤병에 증류수를 채우고 유량계와 연결한다.	
4	산소 공급장치에 캐뉼라를 연결하고 산소 공급기(벽 또는 산소통)에 꽂는다.	
5	처방된 산소량을 주입하기 위해 산소 유속을 조절한다(유량계 내 볼의 가운데 부분을 처방된 눈금에 맞춘다).	
6	습윤병의 공기방울을 확인하고 캐뉼라 부위에서 산소가 나오는지 확인한다.	
7	캐뉼라의 콧구멍 삽입부분(Prong)을 환자의 콧구멍에 넣어준다.	
8	양쪽 줄을 환자의 귀 뒤로 넘겨 턱 밑에서 고정한다.	
9	손을 씻고 기록한다.	

비강 캐뉼라

• 환자에게 적용하기가 쉽고 환자가 편안하다고 느끼므로 가장 많이 사용하는 방법이다.
• 저농도의 산소 투여에 효과적이다.
• 코에만 적용되므로 말을 하거나 음식을 섭취하기가 쉽다.

🧑 산소 마스크(O_2 Mask)

번호	수행 항목	체크
1	손을 씻는다.	
2	환자에게 산소 사용 시 주의사항에 대해 설명하고 적절한 자세를 취해준다.	
3	마스크를 산소 공급기에 연결하여 산소가 나오는지 확인한다.	
4	마스크를 환자 얼굴로 가져가 코에서부터 아래 방향으로 씌운다(눈의 자극을 방지하기 위해 마스크 상단을 코에 꼭 맞게 씌워준다).	
5	귀 뒤나 뼈 돌출부위에 거즈나 패드를 대어주고 얼굴 모양에 맞추어 마스크를 조절해준다.	
6	처방된 용량만큼 산소를 틀어준다. 산소를 계속적으로 공급해야 할 경우 2시간마다 마스크를 제거하고 피부를 건조시킨다.	
7	기록한다.	

산소 마스크

- 장점 : 100%에 가까운 고농도의 산소를 투여할 수 있다.
  * 가장 효과적인 산소 투여 방법
- 단점 : 마스크로 인해 의사소통이 제한되고, 음식 섭취 시 불편하다.

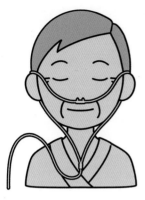

▲ 비강 캐뉼라

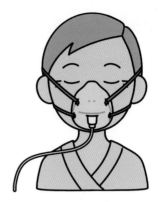

▲ 산소 마스크

🐧 흡인(Suction)

번호	수행 항목	체크
1	손을 씻고 환자에게 목적 및 절차에 대해 설명한다.	
2	의식이 있는 환자는 반좌위를, 무의식 환자는 측위를 취해준다.	
3	전원을 켜서 흡인기에 적절한 압력(성인 100~120mmHg)을 맞추고 장갑을 착용한다.	
4	흡인관에 흡인조절구(Y-tube)와 흡인카테터를 연결한다.	
5	카테터를 멸균생리식염수에 담근다.	
6	흡인조절구 구멍을 엄지손가락으로 막고 카테터 속으로 식염수가 빨려오는지 확인한다.(멸균 생리식염수로 한번 통과)	
7	흡인조절구에서 엄지손가락을 떼어 압력이 걸리지 않게 한 상태로 코나 입으로 12.5~15cm 정도 삽입한다.	
8	엄지손가락으로 흡인조절구를 막아 흡인압이 걸리면 부드럽게 카테터를 돌리면서 분비물을 10초 이내로 흡인한다.	
9	다시 한 번 카테터 끝을 멸균 생리식염수로 통과시킨다.	
10	깨끗해질 때까지 반복한다. • 총 흡인 시간은 5분을 넘기지 않도록 한다. • 흡인과 흡인 사이에 환자에게 심호흡과 기침을 하도록 권한다.	
11	구강 및 비강 간호를 해준다.	
12	사용한 물품을 정리하고 기록한다.	

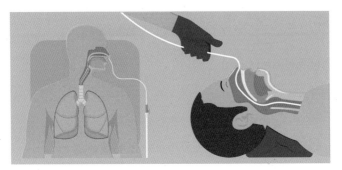

▲ 비강인두 흡인

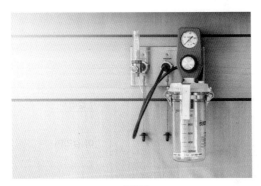

▲ 흡인기

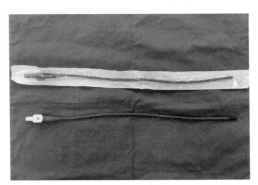

▲ 흡인카테터

🐧 침상 목욕(Bed bath)

번호	수행 항목	체크
1	손을 씻은 후 필요한 물품을 준비한다.	
2	환자에게 절차를 설명하고 필요시 미리 용변을 볼 수 있도록 한다.	
3	병실 온도는 22~23℃, 물의 온도는 43~46℃ 정도로 하여 대야에 1/2~1/3 정도 되도록 준비한다.	
4	스크린을 치고 옷을 벗을 수 있도록 도와준다.	
5	목욕담요를 덮어준다.	
6	세수수건을 물에 적셔 눈 안쪽 → 눈 바깥쪽 → 코 → 볼 → 입 → 이마 → 턱 → 귀 → 목 → 손, 팔 → 가슴 → 복부 → 발, 다리 → 등 → 회음부 → 손톱, 발톱 손질 순서로 닦는다.	
7	새로운 환자복을 입을 수 있도록 돕는다.	
8	침대를 정리하고 편안한 자세를 취해준다.	

침상 목욕 시 주의사항

- 프라이버시를 지켜주고 추위를 느끼지 않도록 주의하며 목욕을 진행하되 5~10분 내로 끝낸다.
- 정맥혈 귀환(순환)을 촉진시키기 위해 말초에서 중심 방향으로 닦는다.

🧑 좌욕(Sitz bath)

번호	수행 항목	체크
1	손을 씻은 후 필요한 물품을 준비한다.	
2	환자에게 절차를 설명하고 필요시 미리 용변을 볼 수 있도록 한다.	
3	스크린을 쳐서 프라이버시를 지켜준다.	
4	<u>40~43℃</u> 정도의 물을 좌욕대야에 2/3쯤 담아 낮은 의자 위에 올려놓고 엉덩이를 충분히 담근다. ＊쪼그려 앉는 자세는 피가 하체로 몰려 혈액순환에 방해가 되므로 피한다.	
5	1회 <u>5~10분</u> 정도가 적당하고, 하루 <u>3~4회</u> 정도 꾸준히 한다.	
6	좌욕이 끝나면 소독된 수건으로 물기를 닦아준다.	
7	환자가 편히 쉴 수 있도록 침상으로 안내하고 물품을 정리한다.	

좌욕의 목적

- 자연배뇨를 돕기 위해
- 항문 주위 상처 치유를 촉진하기 위해
- 회음부의 염증 감소와 울혈을 예방하기 위해
- 분만 후 회음부 불편감을 완화하고 상처치유를 촉진하기 위해
- 방광경 검사나 항문 검사 후 통증을 제거하기 위해

개인위생 돕기

🐧 통 목욕(Tub bath)

번호	수행 항목	체크
1	손을 씻은 후 필요한 물품을 준비한다.	
2	바닥에 미끄럼 방지용 매트를 깐다.	
3	목욕실의 실내온도는 24℃ 정도, 42~44℃ 정도의 물을 목욕통의 1/2~1/3 정도 받는다.	
4	문밖에 '사용 중'이라는 팻말을 달고 문은 안에서 잠그지 않는다.	
5	환자에게 절차를 설명하고 필요시 미리 용변을 볼 수 있도록 한다.	
6	목욕 시 도움이 필요한 환자는 도와준다.	
7	목욕이 끝나면 환의를 갈아입을 수 있도록 돕는다.	
8	사용 물품과 목욕실을 정리한다.	

통 목욕 시 주의사항

- 20분 이상 물속에 있지 않도록 주의한다.
- 목욕 중 어지러운 증상이 생기거나 쓰러지게 되면 가장 먼저 통속의 물을 빼고 의사나 간호사에게 도움을 요청한다.
- 뜨거운 물을 보충할 경우 화상예방을 위해 통밖으로 나와서 받는다.
- 편마비 환자가 통 목욕 시 욕조에 들어가고 나올 때는 건강한 쪽부터 움직이도록 한다.

🐧 회음부 간호(여자)

번호	수행 항목	체크
1	손을 씻은 후 필요한 물품을 준비한다.	
2	환자에게 설명하고 사생활 보호를 위해 스크린을 친다.	
3	엉덩이 밑에 목욕타월을 깐다.	
4	하의를 내려 회음부를 노출시키고 배횡와위를 취할 수 있게 돕는다.	
5	음순을 벌려 깨끗이 닦고 말린다. • 43~46℃의 물, 비누, 목욕수건 등을 사용한다. • 치골에서 항문 쪽으로 한 방향으로만 닦으며 매번 수건의 다른면을 사용한다. • 대음순 → 소음순 → 요도 → 질 → 항문 순서로 닦는다.	
6	물품을 정리하고 기록한다.	

회음부 간호(남자)

• 앙와위를 취해준다.
• 포경수술을 하지 않은 남성은 포피를 뒤집어 닦아준다.
• 귀두 → 음경 → 치골 → 항문 순으로 닦는다.

🧑 등 마사지(Back massage)

번호	수행 항목	체크
1	손을 씻은 후 필요한 물품을 준비한다.	
2	환자에게 목적과 방법을 설명한다.	
3	병실문과 창문을 닫아 실내 온도를 유지하고 스크린으로 프라이버시를 지켜준다.	
4	환자가 복위 또는 측위를 취할 수 있도록 돕는다.	
5	등, 어깨, 둔부를 노출시키고 다른 부위는 목욕담요로 덮어준다.	
6	따뜻한 물수건으로 등을 잘 닦는다.	
7	간호조무사의 손에 적당량의 로션, 오일, 20~50% 알코올 등을 덜어낸다.	
8	여러 가지 마사지법을 반복하며 15~20분간 마사지 한다. • 경찰법 : 손바닥 전체로 척추를 따라 회전하며 문지르는 방법 • 유날법 : 손으로 주물러주는 방법 • 지압법 : 경추에서부터 척추를 따라 엄지손가락으로 누르는 방법 • 경타법 : 손을 컵모양으로 만들어 두드리는 방법	
9	환자를 편안하게 해주고 물품을 정리한 후 손을 씻는다.	
10	환자의 반응, 피부상태 등을 기록한다.	

등 마사지 금기 화농성 피부염이나 전염 가능성이 있는 피부조직, 염증이나 악성종양 세포가 주위 조직으로 퍼질 염려가 있을 때, 심하게 허약한 사람, 혈전성 정맥염으로 색전의 위험이 있는 사람, 늑골골절 환자, 심근경색증 환자 등

침상 세발(Bed shampoo)

번호	수행 항목	체크
1	손을 씻은 후 필요한 물품을 준비한다.	
2	환자에게 침상 세발의 목적과 방법을 설명한다.	
3	창문과 병실 문을 닫아 실내 온도를 유지하고 스크린으로 프라이버시를 유지한다.	
4	환자를 침상 가장자리로 옮긴 후 목욕담요를 덮어준다.	
5	수건을 말아 목 밑에 대어 목을 편안하게 해주고 머리 밑에 세발기를 놓는다.	
6	환자의 눈은 수건으로 덮어주고 귀는 솜으로 가볍게 막아준다.	
7	세발기를 작동시켜 미지근한 물로 머리를 골고루 적신 후 샴푸를 바르고 손가락 끝을 이용하여 부드럽게 마사지하며 거품을 낸다.	
8	샴푸가 남아있지 않도록 철저히 헹구고 세발기를 뺀 후 수건으로 물기를 닦는다.	
9	헤어드라이기로 머리카락을 말리고 빗으로 정돈한다.	
10	환자를 편하게 해주고 기록한다.	

개인위생 돕기

🧑 의치 간호

번호	수행 항목	체크
1	손을 씻은 후 필요한 물품을 준비한다.	
2	윗니에서 아랫니 순서로 앞니의 앞부분을 휴지나 거즈로 싼 후 의치를 위아래 방향으로 약간 움직여서 뺀다.	
3	떨어져도 파손되지 않도록 세면대에 수건을 깐다.	
4	빼낸 의치를 찬물에서 세정제와 칫솔을 사용해 닦는다.	
5	의치를 끼우기 전 잇몸상태를 확인한 후 물기가 있는 상태에서 윗니에서 아랫니 순서로 끼운다.	

의치 간호 시 주의사항

• 뜨거운 물로 의치를 닦거나 보관할 경우 의치의 모양이 변하므로 찬물이나 미온수를 사용한다.

• 마른 상태로 의치를 보관하면 모양이 변하므로 뚜껑이 있는 용기에 축축한 상태로 보관한다.

🧑 특수 구강 간호

번호	수행 항목	체크
1	손을 씻고 필요한 물품을 준비한다.	
2	측위를 취해주거나 고개를 옆으로 하거나 상체를 약간 올려주어 흡인을 방지한다.	
3	가슴 위에 수건을 대고 곡반을 턱 밑으로 가도록 놓는다.	
4	환자의 상태에 따라 칫솔과 치약을 이용해 닦거나, 붕산수나 생리식염수를 묻힌 솜을 이용하여 닦는다. • 치아의 안과 밖을 깨끗이 닦고 혀와 볼 안쪽도 닦는다. • 혀에 백태가 있을 경우 물과 과산화수소수를 4:1의 비율로 만든 용액을 이용하여 혀를 닦되 치아의 에나멜질이 손상될 수 있으므로 철저히 헹구어낸다.	
5	입가의 물기를 닦고 입술에 글리세린이나 바셀린을 발라준다.	
6	환자를 편히 쉴 수 있게 해주고 사용한 물품을 정리한다.	

특수 구강 간호 대상

- 환자 : 무의식 환자, 편마비 환자, 산소요법을 받고 있는 경우, 비위관이나 기관 내 삽관 환자, 탈수, 장기간 금식을 하고 있는 환자 등
- 사용 용액 : 붕산수, 중조수, 과산화수소수, 생리식염수, 글리세린, 클로르헥시딘 희석액

관장(Enema)

번호	수행 항목	체크
1	환자에게 절차를 설명한다.	
2	커튼(스크린)을 치고 사생활을 보호해준다.	
3	왼쪽 옆으로 누워 심스체위를 취하도록 한다.	
4	관장통을 항문에서 40~60cm 높이에 건다.(성인)	
5	조절기를 열어 직장관에 있는 공기를 제거한다.	
6	1회용 장갑을 끼고 직장관 끝에 10cm 가량 윤활제를 바른다.	
7	왼손으로 윗둔부를 벌려 항문을 노출시키고 오른손으로 직장관을 7.5~10cm 가량 배꼽 방향으로 삽입한다.(성인)	
8	조절기를 열어 1000cc의 관장 용액을 10~15분간 주입한다.(성인)	
9	장내로 공기가 주입되는 것을 막기 위해 관장통에 용액이 약간 남아 있을 때 조절기를 잠그고 직장관을 뺀다.	
10	변의가 있더라도 5~15분 정도 참았다가 배변하도록 격려한다.	
11	필요시 변기를 대어주거나 화장실 가는 것을 도와준다.	
12	침대를 정리하고 환기를 시키며, 관찰한 변의 양상을 기록한다.	

관장의 종류

- 배변관장(청정관장, 배출관장) : 연동운동을 촉진시켜 배변 유도
- 윤활관장 : 오일을 사용하여 변을 부드럽게 해서 배변 유도
- 구풍관장 : 장 내의 가스를 제거하기 위한 관장
- 정체관장 : 약물을 장 내에 오랫동안 보유하게 하기 위한 관장
- 수렴관장 : 지혈을 위한 관장
- 손가락관장 : 손가락을 직접 항문으로 넣어 변을 잘게 부수어 꺼내는 방법

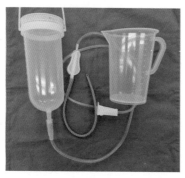

▲ 관장 세트

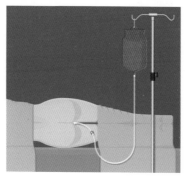

▲ 관장 방법

🐧 간이 대변기 사용 돕기

번호	수행 항목	체크
1	항문 괄약근 이완을 위해 변기를 따뜻하게 해서 가져간다.	
2	**환자가 엉덩이를 스스로 들어올릴 수 있는 경우** : 환자의 무릎을 구부리고 엉덩이를 들어올리게 한 후 변기를 재빠르게 넣는다. (변기의 높은 부분은 침대 발치 쪽으로 두고, 더 납작하고 둥근 부분에 엉덩이를 댄다) **환자가 스스로 엉덩이를 들어 올리지 못하는 경우** : 환자를 옆으로 눕히고(측위) 엉덩이에 대변기를 댄 후 다시 똑바로(앙와위) 눕혀 용변을 볼 수 있게 돕는다.	
3	금기가 아니라면 침대머리를 30° 정도 올려주고 침상 난간을 올려준다.	
4	용변이 끝나면 항문 주위를 깨끗이 닦고 건조시킬 수 있도록 도와준 후 침상을 정돈한다.	
5	변기는 찬물로 씻고 비눗물이나 소독수로 소독하여 건조시킨다.	
6	관찰된 변의 양상을 기록한다.	

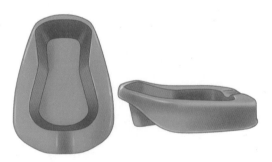

▲ 간이 대변기

단순도뇨(Nelaton Catheterization)

번호	수행 항목	체크
1	환자에게 목적과 절차를 설명하고 커튼을 친다.	
2	여자는 배횡와위, 남자는 앙와위 자세를 취할 수 있도록 도와준다.	
3	환자 다리 사이에 도뇨세트를 놓고 소독포를 푼 후 수용성 멸균윤활제를 짜둔다.	
4	멸균장갑을 착용한 후 구멍난 멸균포를 회음부에 덮는다.	
5	엄지와 검지로 대음순을 벌린 후 소독솜을 이용하여 대음순 → 소음순 → 요도에서 항문 방향으로 한번 닦을 때마다 새 소독솜을 이용하여 닦되 한 방향으로만 닦는다. ＊남자 : 귀두 → 음경 → 치골 → 항문 순서	
6	도뇨관 끝 5cm 정도까지 윤활제를 바른다.	
7	요도를 확인하고 여자는 5~6cm, 남자는 18~20cm 정도 소변이 나올 때까지 도뇨관을 삽입한다.	
8	소변이 다 나오면 도뇨관을 뽑아 곡반에 담는다.	
9	회음부를 닦고 구멍난 소독포를 치운다.	
10	환자를 편안히 해주고 물품을 정리한다.	
11	소변량, 양상 등을 기록한다.	

🧍 유치도뇨(정체도뇨, Foley Catheterization)

번호	수행 항목	체크
1	단순도뇨 방법과 동일하게 준비한다.	
2	삽입 전에 도뇨관 끝에 달린 풍선에 증류수를 넣어 부풀려 보아 풍선의 이상을 미리 확인한다.	
3	단순도뇨 방법과 같이 유치도뇨관을 삽입한다.	
4	소변이 나오기 시작하면 도뇨관 끝 풍선을 부풀려서 도뇨관이 빠지는 것을 방지한다.	
5	구멍난 소독포를 치우고 소변주머니와 연결한다.	
6	대퇴부에 도뇨관을 고정시킨다.	
7	소변주머니를 침상틀에 잘 묶는다.	
8	환자를 편안히 해주고 물품을 정리한 후 기록한다.	

유치도뇨 환자의 요로감염 및 손상을 예방하기 위한 방법

- 유치도뇨관 제거 시 작은 관을 통해 주입했던 증류수를 먼저 빼낸 후 제거해야 한다.
- 소변주머니는 소변 역류 예방을 위해 항상 방광보다 낮게 유지한다.
- 도뇨관과 소변주머니는 항상 폐쇄적으로 유지한다.
- 카테터 삽입 시는 반드시 외과적 무균술을 지킨다.
- 규칙적으로 외음부 소독을 한다.
- 금기가 아니라면 수분을 충분히 섭취한다.
- 유치도뇨관은 의료인의 임상적 판단에 의해 교체한다.

배뇨돕기

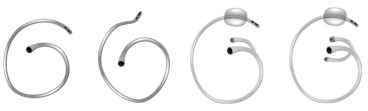

▲ 단순도뇨관　　　　　　　▲ 유치도뇨관

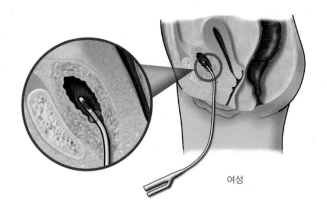

여성

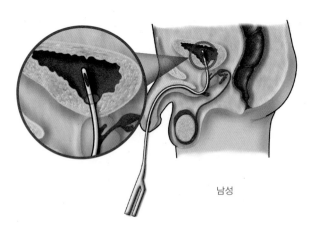

남성

▲ 유치도뇨관 풍선의 위치

찬것과 더운것의 적용 돕기

얼음주머니(Ice Bag)

번호	수행 항목	체크
1	주머니에 찬물을 조금 부어 구멍이 있는지 확인한 후 물을 버린다.	
2	얼음을 물에 씻어 모난 부분을 부드럽게 한다.	
3	주머니에 호두알 크기의 얼음을 1/2~1/3 정도 채운다.	
4	찬물을 한 컵 붓고 공기를 뺀 후 마개를 잠근다.	
5	얼음주머니가 새는지 다시 한 번 확인한다.	
6	천으로 된 커버를 씌운다.	
7	환자 피부 상태를 확인하고 얼음주머니를 약 30분간 적용한다.	
8	환자를 편안히 해주고 물품을 정리한 후 기록한다.	

얼음주머니 금기 환자
- 혈액순환 장애
- 개방상처 등의 피부 손상 부위
- 감각 소실 부위
- 빈혈이 심한 경우

🐧 더운물 주머니(Hot Bag)

번호	수행 항목	체크
1	주머니가 새지 않는지 미리 확인한다.	
2	46~52℃ 정도의 물을 더운물 주머니에 1/2~1/3 정도 채운다. (발치에 넣어줄 때는 2/3)	
3	주머니를 바닥에 비스듬하게 뉘어 입구까지 물이 올라오게 하여 공기를 뺀다.	
4	클램프로 입구 부분을 잠근다.	
5	물주머니를 거꾸로 들고 흔들어 새는 곳이 있는지 확인한다.	
6	물주머니에 천으로 된 커버를 씌운다.	
7	환자 피부 상태를 확인한 후 더운물 주머니를 약 30분간 적용한다.	
8	환자를 편안히 해주고 물품을 정리한 후 기록한다.	

더운물 주머니 금기 환자

- 염증(충수돌기염, 치주염, 귀의 염증 등) 환자
- 원인을 알 수 없는 복통
- 개방된 상처
- 순환장애, 감각장애 환자
- 무의식 환자

찬것과 더운것의 적용 돕기

투약(Medication) 돕기

✚ 투약의 5가지 원칙

① 정확한 약물(Right Drug)　　② 정확한 용량(Right Dose)

③ 정확한 경로(Right Route)　　④ 정확한 환자(Right Client)

⑤ 정확한 시간(Right Time)

✚ 경구 투약(Oral Medication)

🧑 경구 투약 돕기

번호	수행 항목	체크
1	손을 씻고 약 카드를 확인한 후 약을 꺼낸다.	
2	약 봉투와 약 카드를 대조한다.	
3	정확한 약과 용량을 꺼내 포장한다.	
4	용기 표지를 다시 한 번 확인한 다음 약병을 제자리에 둔다.	
5	준비한 약을 들고 병실로 가서 환자를 다시 한 번 정확하게 확인한다. ＊"성함이 어떻게 되세요?"→ 환자팔찌(ID밴드)와 약 카드를 다시 비교	
6	환자가 약을 다 복용할 때까지 곁에 머문다.	
7	30분 후 환자의 반응을 관찰하고 기록한다.	

경구 투약 시 주의점

- 다른 병으로 약을 옮기지 않아야 하고, 약을 너무 많이 따랐을 경우 약병에 다시 붓지 않고 버린다.
- 환자가 병원 약이 아닌 다른 약을 복용하고 있으면 즉시 중단하고 간호사에게 보고한다.
- 수술 후에는 수술 전에 주던 약을 주지 않고 다시 처방을 받는다.
- 약을 희석시킬 경우 흡수를 증가시키기 위해 미지근한 물을 사용한다.
- 약병에 입을 대고 먹지 않는다.
- 쓴 약은 투여 전에 얼음조각을 물고 있게 한 후 투여한다.
- 약품의 라벨을 적어도 3회(약병을 약장에서 꺼낼 때, 약물을 통에서 따를 때, 약통을 약장에 다시 넣을 때) 확인한다.
- 액상형태의 철분제제는 치아변색의 우려가 있으므로 빨대를 사용한다.
- 기름류의 약물을 복용한 후에는 따뜻한 물을 마신다.
- 설하투여 약물은 삼키지 않도록 하고 완전히 녹을 때까지 물을 마시면 안 된다.
- 강심제(예 디곡신) 투여 전 맥박을 반드시 측정한다(분당 60회 이하 시 투약 보류).
- 모르핀 투여 전 호흡을 반드시 측정한다(분당 12회 이하 시 투약 보류).
- 약을 완전히 삼킬 때까지 환자 곁에 머문다.

✛ 국소적 약물 투여

🧴 안약

번호	수행 항목	체크
1	손을 씻는다.	
2	약 카드에 쓰여진 안약을 꺼낸다.	
3	투약 쟁반 위에 투여할 약과 소독솜을 준비해서 환자가 있는 병실로 간다.	
4	환자에게 안약 투여에 대해 설명한 뒤, 눕히거나 앉히고 머리를 뒤로 젖히게 한다.	
5	소독솜으로 눈 안쪽에서 바깥쪽 방향으로 닦는다.	
6	환자에게 위를 쳐다보게 하고 하안검을 아래로 당긴다.	
7	**물약일 경우** • 하부결막낭의 중앙이나 외측 1/3 지점에 처방된 방울 수의 약을 떨어뜨린다. • 점적 후 눈의 내각을 30~60초 정도 가볍게 눌러준다. **안연고일 경우** • 사용 전에 연고를 조금 짜서 소독솜으로 닦고 하부결막낭의 내각에서 외각으로, 가로 1~2cm 정도 짜준 후 튜브의 방향을 살짝 돌려서 약을 끊는다. • 연고 적용 후 눈을 감고 안구를 굴리라고 설명해준다.	
8	손을 씻고 기록한다.	

🐧 귀약

번호	수행 항목	체크
1	손을 씻는다.	
2	약 카드에 쓰여진 귀약을 꺼낸다.	
3	약이 너무 차갑지 않게 실내 온도와 같은 온도로 약을 데우거나, 실온과 비슷해질 때까지 조금 기다린다.	
4	환자를 확인하고 귀약에 대해 설명한다.	
5	아픈 귀가 위로 오게 환자를 옆으로 눕힌다.	
6	3세 미만 아동은 후하방, 성인은 후상방으로 귓바퀴를 당겨 이도의 1cm 가량 위에서 정확한 약과 용량을 투여한다.	
7	이주를 귀 안쪽으로 두세 번 꼭꼭 눌러준다.	
8	투약 후 5~10분간은 약을 넣을 때 자세를 유지할 수 있도록 설명한다.	
9	사용한 물품을 정리하고 손을 씻은 후 기록한다.	

🐧 코약

번호	수행 항목	체크
1	손을 씻는다.	
2	약 카드에 쓰여진 코약을 꺼낸다.	
3	환자에게 코를 몇 번 풀게 하여 코 안을 깨끗하게 한다.	
4	앙와위로 눕히고 베개를 어깨 밑에 넣어주어 머리가 침상에 닿게 한다.	
5	점적기를 사골동의 상비갑개 중앙을 향해 처방된 방울수만큼 떨어뜨린다.	
6	약물이 비강 저부로 떨어지면 코 대신 입으로 숨을 쉬도록 한다.	
7	5~10분 동안 머리를 뒤로 젖힌 자세로 있도록 한다.	
8	사용한 물품을 정리하고 손을 씻은 후 기록한다.	

🧑 직장약

번호	수행 항목	체크
1	손을 씻는다.	
2	약 카드에 쓰여진 좌약을 꺼낸다. * 좌약은 실온 보관	
3	환자에게 직장약 삽입에 대해 설명하고 스크린을 쳐준 후 심스체위를 취할 수 있도록 도와준다.	
4	장갑을 착용한 후, 엄지손가락과 둘째 손가락으로 좌약을 잡아 윤활제를 바른다.	
5	장갑을 착용하지 않은 손으로 항문이 노출되도록 엉덩이를 벌려준다.	
6	환자에게 심호흡을 하도록 하고 좌약이 직장벽을 따라 삽입되도록 항문을 통해 둘째 손가락 끝까지 밀어 넣는다.	
7	손가락을 뺀 후 장갑을 벗고 환자를 똑바로 눕힌다.	
8	환자에게 적어도 15~20분간 참았다가 화장실에 가도록 설명한다.	
9	사용한 물품을 정리하고 손을 씻은 후 투약 기록지에 기록한다.	

🐧 질약

번호	수행 항목	체크
1	손을 씻는다.	
2	약 카드에 쓰여진 질약을 꺼낸다.	
3	질약(질좌약) 삽입 전에 환자에게 소변을 보게 한다.	
4	환자에게 질약 삽입에 대해 설명한다.	
5	스크린을 쳐준 후 배횡와위 또는 절석위(쇄석위)를 취할 수 있도록 도와준다.	
6	장갑을 착용한다.	
7	둘째 손가락과 좌약의 끝 부분에 윤활제를 바른다.	
8	질 안으로 6cm 가량 삽입한다.	
9	질약 삽입 후 20분 동안 침상에 그대로 누워 있도록 하고 가능하면 둔부를 올리고 있도록 설명한다.(주입된 약이 질 후원개로 잘 흡수되도록 하기 위해)	
10	장갑을 벗고 사용한 물품을 정리한 후 손을 씻고 기록한다.	

✚ 비경구 투약(주사)

1. 주사용 약물 준비 돕기

🧑‍⚕️ 앰플(Ampule) 준비

번호	수행 항목	체크
1	손을 씻는다.	
2	앰플의 목 부분을 몇 번 톡톡 쳐서 용액이 아래로 내려가도록 한다.	
3	알코올 솜으로 앰플 목 부분을 닦고 앰플의 목에 금이나 점이 있는 부위 반대편에 알코올 솜을 대고 꺾는다.	
4	앰플을 살짝 기울여 주삿바늘이 앰플의 가장자리에 닿지 않도록 조심스레 넣어서 주사기로 약을 뽑는다.	
5	앰플 밖으로 주사기를 빼내고 주삿바늘 끝을 수직으로 세워 주사기 내의 공기를 제거한다.	
6	정확한 양을 뽑았는지 확인한다.	
7	주삿바늘 뚜껑을 덮고, 앰플은 의료 폐기물 용기에 버린다.	
8	손을 씻고 기록한다.	

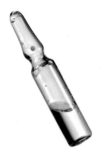
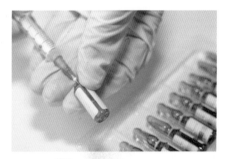

▲ 앰플

🐧 바이알(Vial) 준비

번호	수행 항목	체크
1	손을 씻는다.	
2	바이알의 바깥 뚜껑을 제거한 뒤 안쪽에 있는 고무마개를 알코올솜으로 닦는다.	
3	바이알 고무마개 가운데 부분에 주삿바늘을 넣어 증류수나 생리식염수를 주입한 후 바늘을 제거한다.	
4	가루가 완전히 녹을 때까지 바이알을 흔든다.	
5	<u>빼낼 용액만큼 주사기에 공기를 채운 후</u> 바이알의 고무마개에 바늘을 찌르고 공기를 주입한다.	
6	바이알을 거꾸로 들고 주삿바늘 끝이 약물에 잠기게 한 후 눈높이에서 처방된 용량만큼 약물을 뽑는다.	
7	바이알 밖으로 주사기를 빼내어 주삿바늘 끝을 수직으로 세워 주사기 내의 공기를 제거한다.	
8	주삿바늘 뚜껑을 덮고, 바이알은 의료 폐기물 용기에 버린다.	
9	손을 씻고 기록한다.	

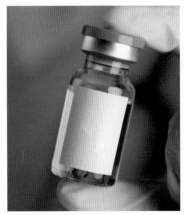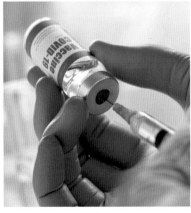

▲ 바이알

2. 주사방법

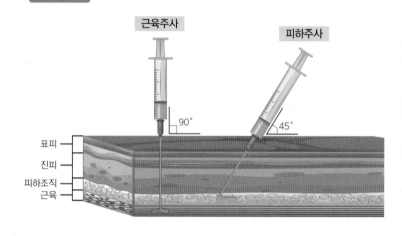

근육주사

피하주사

90°

45°

표피

진피

피하조직

근육

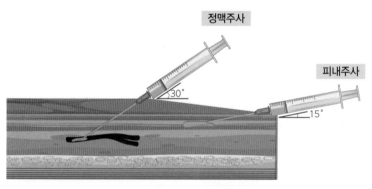

정맥주사

피내주사

30°

15°

▲ 주삿바늘 삽입 각도

🧑‍⚕️ 피하주사(SC; Subcutaneous injection)

번호	수행 항목	체크
1	손을 씻고 쟁반에 물품을 준비한다.	
2	환자를 확인하고 투약에 대해 설명한다.	
3	주사 부위를 찾아 알코올솜으로 안쪽에서 바깥 방향으로 직경 5~8cm 가량 둥글게 닦는다.	
4	왼손 엄지와 검지를 주사할 부위에 대고 피부를 팽팽하게 한다.	
5	준비한 주삿바늘에 따라 45~90˚(일반적으로 45˚)로 바늘을 찌른다.	
6	주사기를 잡고 있지 않은 다른 손으로 내관을 살짝 잡아당겨 피가 나오는지 확인한다. * 피가 나오지 않아야 함	
7	약을 서서히 주입한다.	
8	주입이 끝나면 바늘 위에 알코올솜을 대고 재빨리 뺀다.	
9	주사부위를 가볍게 문질러준다. * 헤파린, 인슐린 등 일부 약은 문지르면 안 됨	
10	환의를 입을 수 있도록 도와준다.	
11	물품을 정리한 후 손을 씻고 기록한다.	

투약 돕기

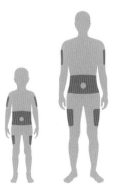

▲ 피하주사 부위

🐧 근육주사(IM; Intramuscular injection)

번호	수행 항목	체크
1	손을 씻고 쟁반에 물품을 준비한다.	
2	환자를 확인하고 투약에 대해 설명한다.	
3	주사 부위를 찾아 알코올솜으로 안쪽에서 바깥 방향으로 둥글게 닦는다.	
4	왼손 엄지와 검지를 주사할 부위에 대고 피부를 팽팽하게 한다.	
5	주삿바늘을 90° 각도로 빨리 삽입한다.	
6	주사기를 잡고 있지 않은 다른 손으로 내관을 살짝 잡아당겨 피가 나오는지 확인한다. * 피가 나오지 않아야 함	
7	약을 서서히 주입한다.	
8	주입이 끝나면 바늘 위에 알코올솜을 대고 재빨리 뺀다.	
9	주사부위를 가볍게 문질러준다.	
10	환의를 입을 수 있도록 도와준다.	
11	물품을 정리한 후 손을 씻고 기록한다.	

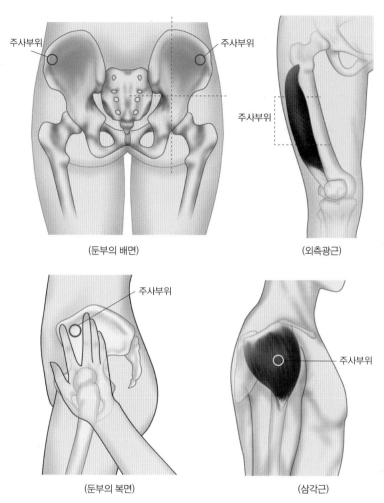

주사부위   주사부위

주사부위

(둔부의 배면)   (외측광근)

주사부위   주사부위

(둔부의 복면)   (삼각근)

▲ 근육주사 부위

투약 돕기

🐧 피내주사(ID; Intradermal injection)

번호	수행 항목	체크
1	손을 씻고 쟁반에 물품을 준비한다.	
2	환자를 확인하고 투약에 대해 설명한다.	
3	주사 부위를 찾아 알코올솜으로 안쪽에서 바깥 방향으로 둥글게 닦는다.	
4	한 손으로 주사 놓을 부위를 팽팽하게 당긴다.	
5	바늘의 사면(경사진 면)이 위로 가게 하여 약 15° 각도로 진피층에 들어갈 때까지 3mm 가량 삽입한다.	
6	약물을 0.05~0.1cc 정도 천천히 주입하여 수포를 만들고 바늘을 뺀다. ＊바늘을 삽입한 상태에서 내관을 당기거나, 바늘을 뺀 후 문지르지 않는다.	
7	주사부위 가장자리를 볼펜으로 그려둔다. • 대부분 15~20분 후 주사부위를 확인한다. • 결핵반응 검사(투베르쿨린 반응검사, PPD test)의 경우 48~72시간 후 판독한다.	
8	환의를 입을 수 있도록 도와준다.	
9	물품을 정리한 후 손을 씻고 기록한다.	

🐧 정맥주사(IV; Intravenous injection)

번호	수행 항목	체크
	수액준비 돕기	
1	손을 씻는다.	
2	투약카드와 처방을 확인하고 수액의 유효기간, 포장상태, 이물질이 있는지 확인한다.	
3	수액백에 날짜, 환자 이름, 등록번호, 약물명, 용량, 주입속도가 적힌 라벨을 붙인다.	
4	수액백의 아래에 달려 있는 주입구의 바깥 뚜껑을 제거한 뒤 고무마개를 소독솜으로 닦는다.	
5	수액세트의 조절기를 잠그고 삽입침을 주입구(고무마개 안으로)에 끼워 넣는다.	
6	수액을 수액걸이에 걸어 놓고 수액세트의 점적통(chamber)을 눌러 1/2 정도를 수액으로 채운다.	
7	수액 세트의 조절기를 풀어 수액 세트 내의 공기를 제거한다.	
8	조절기를 잠근다.	

투약 돕기

번호	수행 항목	체크
	정맥주사 방법	
1	손을 씻고 쟁반에 물품을 준비한다.	
2	환자를 확인하고 투약에 대해 설명한다.	
3	주사 놓을 부위를 선택하고 15~20cm 윗부분에 구혈대(tourniquet)를 맨다.	
4	주사 부위를 찾아 알코올솜으로 안쪽에서 바깥 방향으로 둥글게 닦는다.	
5	엄지 손가락으로 주사부위 바로 밑을 눌러 혈관이 움직이지 않도록 누른 상태에서 주삿바늘 사면이 위로 가게 하여 30° 각도로 서서히 찌른다.	
6	혈액이 역류되었는지 보거나, 주사기 내관을 살짝 당겨보아 혈관 내로 잘 삽입되었는지 확인한 후 그대로 바늘을 더 밀어 넣는다. ＊혈액이 나와야 함	
7	구혈대를 풀고 준비된 수액과 연결한 후 조절기를 연다.	
8	반창고를 붙여 바늘의 위치를 고정하고 수액의 흐름을 조절한다.	
9	약물 주입이 끝나면 주삿바늘을 제거한다.	
10	주사 부위를 알코올솜으로 눌러준다. ＊문지르지 않는다.	
11	환의를 입을 수 있도록 도와준다.	
12	물품을 정리한 후 손을 씻고 기록한다.	

번호	수행 항목	체크
	정맥카테터를 이용한 정맥주사	
1	손을 씻는다.	
2	주사 부위보다 15~20cm 위쪽을 구혈대로 묶고 주사 부위를 소독 솜으로 닦는다.	
3	정맥 카테터 바늘 사면을 위로 하여 <u>30° 각도</u>로 혈관 내로 삽입한다.	
4	바늘 안에 혈액이 보이면 바늘의 각도를 낮추어 정맥을 따라 <u>외관만 혈관 안으로 삽입</u> 후 구혈대를 푼다.	
5	카테터 끝부분의 피부를 손가락으로 누른 채 카테터 안쪽에 있는 Stylet(유도주사침)을 빼준다.	
6	준비된 수액 세트를 연결한다.	
7	반창고로 주삿바늘 삽입부위를 고정한다.	
8	수액을 처방된 속도로 조절한다.	
9	사용한 물품을 정리하고 손을 씻은 후 기록한다.	

※ 정맥 카테터를 이용하여 정맥주사를 했을 경우, 삽입 부위의 염증 증상을 주의 깊게 관찰하고 72시간마다 삽입 부위를 바꾸어 주어야 한다.

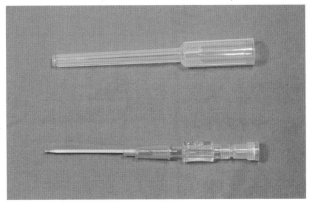

▲ 정맥카테터

투약 돕기

🧑 비위관(Levin tube, L-tube) 삽입

번호	수행 항목	체크
1	손을 씻은 후 물품을 준비한다.	
2	환자에게 목적과 절차를 설명하고 좌위나 반좌위를 취해준다.	
3	일회용 장갑을 끼고 비위관 삽입길이(코끝에서 귓불까지의 길이+귓불에서 검상돌기까지의 길이)를 측정한 후 반창고로 표시해둔다.	
4	튜브 끝에 수용성 윤활제를 바르고 콧구멍에 부드럽게 삽입한다.	
5	비위관이 비인두를 통과하면 환자의 고개를 앞으로 숙여 물이나 침을 삼키도록 한다.	
6	표시된 부위까지 튜브가 삽입되면 비위관의 위치를 확인한다. ＊제대로 삽입된 비위관은, • 관 끝을 물그릇에 넣었을 때 물방울이 생기지 않는다. • 검상돌기 끝부분에 청진기를 대고 주사기를 이용하여 위관에 5~10㏄ 정도의 공기를 집어넣었을 때 소리가 들린다. • 주사기를 위관에 연결하여 흡인했을 때 위 내용물이 나온다.	
7	반창고를 이용하여 콧등에 비위관을 안전하게 고정한다.	
8	물품을 정리하고 손을 씻은 후 기록한다.	

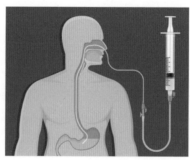

▲ 비위관 주입경로

🐧 비위관 영양

번호	수행 항목	체크
1	손을 씻은 후 물품을 준비한다.	
2	환자에게 목적과 절차를 설명하고 좌위나 반좌위를 취해준다.	
3	주사기로 위 내용물을 흡인하여 위관의 위치를 확인한다. *매 식사 전에 위 내용물 흡인	
4	영양액 주입 전에 소량의 물을 위관을 통해 주입한다.	
5	처방된 영양액이 담긴 영양백을 복부보다 30~50cm 위쪽에 걸어두고 공기를 제거한다.	
6	영양백을 위관에 연결한 후 천천히 주입한다.	
7	영양백 주입이 끝난 후 위관 개방을 유지하기 위해 물을 30~60cc 정도 주입하여 위관을 씻어준다.	
8	위관의 끝부분 마개를 닫고 옷에 고정시킨다.	
9	영양액 주입 후 30분 이상 앉아 있게 하고 기록한다.	

위관 영양 시 주의사항

- 주입 전에 위 내용물을 흡인해 보아 100mL 이상 나오면 내용물을 다시 밀어 넣고 간호사에게 보고해야 한다.
- 영양액 주입 중 구토와 청색증이 나타나면 즉시 주입을 중단한다.
- 너무 차가운 영양액이 빠르게 주입되면 설사 증상이 생길 수 있으므로 체온보다 약간 높거나 실온 정도의 유동식을 30분 이상 주입한다.

*1분에 50cc 이상 주입되지 않도록 주의!

위관 영양 환자 돕기

🧑 비위관 제거

번호	수행 항목	체크
1	손을 씻고 필요한 물품을 준비한다.	
2	환자를 확인하고 비위관 제거에 대해 설명한다.	
3	커튼을 치고 환자에게 좌위 또는 반좌위를 취해준 후 일회용 장갑을 착용한다.	
4	환의에서 안전핀을 빼고 코에 붙은 반창고를 제거한다.	
5	호흡을 잠시 멈추게 한 후 비위관을 <u>신속하면서도 부드럽게</u> 제거한다.	
6	비강과 구강 간호를 제공한다.	
7	사용한 물품을 정리하고 기록한다.	

※ 위장관 수술 후 장운동이 회복되면 비위관을 제거한다.

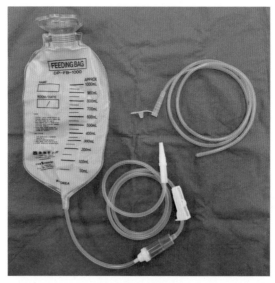

▲ 영양백과 위관튜브

memo

🧑 목격자 심폐소생술

번호		수행 항목
1	반응 확인	• 환자의 어깨를 가볍게 두드리며, 큰 목소리로 "여보세요, 괜찮으세요?" 라고 물어본다.
2	119 신고	• 환자의 반응이 없다면 즉시 큰 소리로 주변 사람에게 119 신고와 자동심장충격기(자동제세동기)를 가져다 줄 것을 요청한다.
3	호흡 확인	• 환자의 얼굴과 가슴을 10초 이내로 관찰하여 호흡이 있는지 확인한다. • 환자의 호흡이 없거나 비정상적이라면 심정지가 발생한 것으로 판단한다.
4	가슴압박 30회 시행	• 환자를 평평한 곳에 눕힌 뒤 가슴뼈(흉골)의 아래쪽 절반 부위에 깍지를 낀 두 손의 손바닥 뒤꿈치를 댄다. • 양팔을 쭉 편 상태로 체중을 실어서 환자의 몸과 수직이 되도록 가슴을 압박한다. ＊가슴 압박은 성인에서 분당 100~120회의 속도와 약 5cm 깊이(소아 4~5cm)로 강하고 빠르게 시행한다. 압박된 가슴은 완전히 이완되도록 한다.
5	인공호흡 2회 시행	• 환자의 머리를 젖히고 턱을 들어올려 환자의 기도를 개방시킨다. • 머리를 젖혔던 손의 엄지와 검지로 환자의 코를 잡아서 막고, 입을 크게 벌려 환자의 입을 완전히 막은 후 1초에 걸쳐서 숨을 불어넣는다.(과도하게 불어넣지 않는다) ＊숨을 불어넣을 때에는 환자의 가슴이 부풀어 오르는지 눈으로 확인한다. • 숨을 불어넣은 후에는 입을 떼고 코도 놓아주어서 공기가 배출되도록 한다.
6	가슴압박과 인공호흡의 반복	• 이후에 가슴압박 30회와 인공호흡 2회를 119 구급대원이 현장에 도착할 때까지 반복해서 시행한다. • 다른 구조자가 있는 경우 한 구조자는 가슴압박을 시행하고 다른 구조자는 인공호흡을 맡아서 시행하며, 심폐소생술 5주기(가슴압박과 인공호흡 5회)를 시행한 뒤에 서로 역할을 교대한다.
7	회복자세	• 환자의 호흡이 회복되었다면 옆으로 돌려 눕혀 기도(숨길)가 막히는 것을 예방한다.

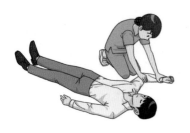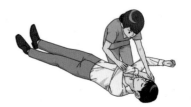
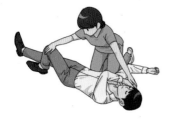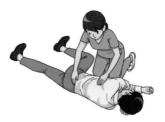

▲ 회복자세

🔵 일반인을 위한 가슴압박 소생술

번호		수행 항목
1	반응 확인	• 큰 목소리로 "여보세요, 괜찮으세요?"라고 물어본다.
2	119 신고	• 환자의 반응이 없다면 즉시 큰 소리로 주변 사람에게 119 신고를 요청하되 주변에 아무도 없는 경우에는 직접 119에 신고한다.
3	호흡 확인	• 전화를 스피커폰 상태로 전환시킨 뒤 응급 의료 전화상담원의 지시에 따라 쓰러진 환자의 얼굴과 가슴을 보며 10초 이내로 호흡을 확인한다.
4	가슴압박 시행	• 응급 의료 전화상담원의 지시에 따라 가슴압박소생술을 시행한다. * 환자가 회복되거나 119 구급대가 도착할 때까지 지속한다.
5	회복자세	• 회복자세를 취해준다.

🚑 자동심장충격기(자동제세동기, AED) 사용 방법

번호	수행 항목	
1	전원 켜기	• 자동심장충격기(자동제세동기)는 반응과 정상적인 호흡이 없는 심정지 환자에게만 사용해야 하며, 심폐소생술 시행 중에 자동 심장충격기가 도착하면 지체 없이 적용해야 한다. • 자동심장충격기를 심폐소생술에 방해가 되지 않는 위치에 놓은 후 전원 버튼을 누른다.
2	두 개의 패드 부착	• 패드 1은 오른쪽 빗장뼈(쇄골) 아래, 패드 2는 왼쪽 젖꼭지 아래의 중간 겨드랑이선에 부착한다.
3	심장리듬 분석	• "심장리듬 분석 중"이라는 음성 지시가 나오면 심폐소생술을 멈추고 환자에게서 손을 뗀다. • 심장충격(제세동)이 필요한 경우라면 "심장충격이 필요합니다"라는 음성 지시와 함께 자동심장충격기 스스로 설정된 에너지로 충전을 시작한다. • 심장충격이 필요 없는 경우에는 "환자의 상태를 확인하고, 심폐소생술을 계속하십시오"라는 음성 지시가 나오는데 이 경우에는 즉시 심폐소생술을 시작한다.
4	심장충격 (제세동) 시행	• 심장충격 버튼을 누르기 전에 반드시 주변 사람이 환자에게서 떨어져 있는지 확인한다. • 깜박이는 버튼을 눌러 심장충격을 시행한다.
5	즉시 심폐소생술 다시 시행	• 심장충격을 실시한 뒤에는 즉시 가슴압박과 인공호흡을 30:2의 비율로 다시 시작한다. • 자동심장충격기는 2분마다 심장리듬을 반복해서 분석한다. • 이러한 자동심장충격기의 사용 및 심폐소생술의 시행은 119 구급대가 현장에 도착할 때까지 지속되어야 한다.

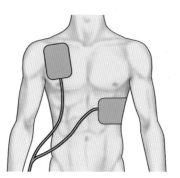

▲ 자동심장충격기 패드 부착 위치

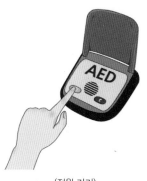

(전원 켜기)

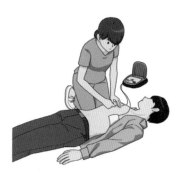

(패드 부착)

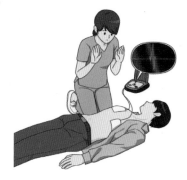

(심장 리듬 분석)

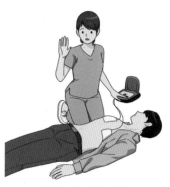

(심장충격(제세동) 시행)

▲ 자동심장충격기 사용단계

퇴원(Discharge) 환자 돕기

병원마다 퇴원 방법에 대한 일정한 절차가 있으니 간호조무사는 간호사의 지시에 따라 환자의 퇴원을 돕는다.

퇴원 돕기

번호	수행 항목	체크
1	퇴원 시 필요한 기구와 물품 등을 준비한다.	
2	환자의 의복과 소지품 및 귀중품을 챙기도록 돕는다.	
3	간호사의 지시에 따라 퇴원 약 복용방법 및 외래 예약에 대해 알린다.	
4	환자의 퇴원을 퇴원계에 알리고 환자의 이동을 돕는다.	
5	퇴원 기록지를 의무기록과에 보낸다.	
6	퇴실 후 새로 입원할 환자를 위해 병실을 준비한다.	

흔히 사용하는 의학용어

✛ 각 과별 영문표기

AKU (Artificial Kidney Unit)	인공신장실
AN (Anesthesiology Unit)	마취과
CCU (Coronary Care Unit)	심장계 중환자실
CS (Chest Surgery)	흉부외과
CSR (Central Supply Room)	중앙 공급실
DR (Dermatology)	피부과
DT (Dentistry)	치과
E.N.T (Ear/Nose/Throat)	이비인후과
Endocrinology	내분비내과
ER (Emergency Room)	응급실
FM (Family Medicine)	가정의학과
GS (General Surgery)	일반외과
HO (Hemato-Oncology)	혈액종양내과
IM (Internal Medicine)	내과
ICU (Intensive Care Unit)	중환자실
MICU (Medicine Intensive Care Unit)	내과계 중환자실
Nephrology	신장내과
NICU (Neonatal Intensive Care Unit)	신생아 집중치료실
NP (Neuropsychiatry)	신경정신과
NS (Neurosurgery)	신경외과
NU/NR (Neurology)	신경과
NUR (Newborn Unit/Nursery)	신생아실
OS (Orthopedic Surgery)	정형외과
OBGY (Obstetrics & Gynecology)	산부인과
OPD (Out Patient Department)	외래진료실
OPH/EY (Ophthalmology)	안과
OR (Operating Room)	수술실

PED (Pediatrics)	소아청소년과
PS (Plastic Surgery)	성형외과
Pulmonology	호흡기내과
RD (Radiology)	영상의학과
RH (Rheumatology Medicine)	류마티스내과
RM (Rehabilitation Medicine)	재활의학과
RR (Recovery Room)	회복실
SICU(Surgical Intensive Care Unit)	외과계 중환자실
URO/UR (Urology)	비뇨기과

✚ 의학용어

A

a.c	식전
abdominal pain	복통
abdominal (abd)	복부의
ABGA	동맥혈액가스분석
abnormal	비정상
abortion	유산
abrasion	찰과상
absolute bed rest (ABR)	절대안정
acute	급성
admission (Adm)	입원
airway	기도
ambulation	보행
ample	앰플
analgesics	진통제
anemia	빈혈
angina pectoris	협심증
anorexia	식욕부진
anterior	앞쪽의
antiacid	제산제

흔히 사용하는 의학용어

	anxiety	불안
	apnea	무호흡
	appendicitis	충수돌기염
	arrhythmia	부정맥
	artery	동맥
	ascites	복수
	aspiration	흡인, 사레
	asthma	천식
B	backache	요통
	bed	침대
	bed making	침상 만들기
	bed rest (BR)	안정
	bid	하루 두 번
	biopsy (Bx)	생검
	blade	칼날
	blood pressure (BP)	혈압
	blood sugar test (BST)	혈당 검사
	blood transfusion	수혈
	body temperature (BT)	체온
	boric acid	붕산
	bradycardia	서맥
	bronchitis	기관지염
	burn	화상
C	c̄	~와 같이
	call bell	호출기
	cancer (Ca)	암
	cardiac arrest	심박동 정지
	cardiac massage	심장 마사지

cardiopulmonary resuscitation (CPR)	심폐소생술
cast	석고붕대
cataract	백내장
cesarean section (c-sec)	제왕절개술
charge nurse	책임간호사
chief complaint (C.C)	주 호소
chilling	오한
chronic	만성
coma	혼수
complications (Cx)	합병증
connect	연결하다
conscious	의식
constipation	변비
contamination	오염
cotton ball	동그랗게 말아놓은 소독솜
cough	기침
cyanosis	청색증

D

dead on arrival (D.O.A)	도착 시 사망
deep breathing	심호흡
dehydration	탈수
delivery	출산
dementia	치매
depression	우울
dermatitis	피부염
dextrose water (D/W)	포도당 수액
diagnosis (Dx)	진단
dialysis	투석
diarrhea	설사
diabetes mellitus (DM)	당뇨병

흔히 사용하는 의학용어

discharge (Dis)		퇴원
discontinue (D/C)		중단
dislocation		탈구
disposable		일회용
dizziness		현기증
dressing		소독
duty		근무
dyspepsia		소화불량
dyspnea		호흡곤란
dysuria		배뇨곤란
E	eclampsia	자간증
	ectopic pregnancy	자궁외 임신
	edema	부종
	elastic bandage (EB)	탄력붕대
	electrocardiogram (EKG)	심전도
	elevation	높이다
	enema	관장
	enteritis	장염
	episiotomy	회음절개술
	epistaxis	코피
	expire	사망하다
	extension tube	수액 세트 연결관
F	fatty liver	지방간
	fetus	태아
	fever	열
	fluid	수액
	foley catheter (F-cath)	유치도뇨
	forcep	겸자
	fracture (Fx)	골절

G	gag reflex	구개반사
	gastritis	위염
	gauze	거즈
	gauze can	거즈통
	gingivitis	치은염
	glaucoma	녹내장
	glove	장갑
	gtt (drops)	방울수

H	h.s	취침 시간 시
	headache	두통
	hemorrhoid	치질
	hepatitis	간염
	hiccup	딸꾹질
	history (Hx)	병력
	hypertension	고혈압
	hypotension	저혈압

I	illness	질병
	incision	절개
	infection	감염
	injection (Inj)	주사
	injury	손상
	insomnia	불면증
	Intake & Output (I&O)	섭취량과 배설량
	intradermal (ID)	피내주사
	intramuscular (IM)	근육주사
	intravenous (IV)	정맥주사
	irrigation	세척
	isolation	격리

흔히 사용하는 의학용어

| J | jaundice | 황달 |
| | joint | 관절 |

K	keep	유지하다
	kegel's exercise	케겔 운동
	Kussmaul's respiration	쿠스마울 호흡
	kyphosis	척추후만증

L	laceration	열상
	left lower quadrant (LLQ)	좌측하부 1/4
	left upper quadrant (LUQ)	좌측상부 1/4
	leukemia	백혈병
	levin-tube (L-tube)	위장관
	liquid diet (LD)	미음
	liver function test (LET)	간기능 검사
	lubricant (jelly)	윤활제
	lung	폐

M	medication (Med)	투약
	menstruation	월경
	metastasis	전이
	midday (MD)	정오
	midnight (MN)	자정
	migraine	편두통
	morning care	아침 간호
	myocardial infarction	심근경색증

N	nausea	오심
	nausea & vomiting (N/V)	오심/구토
	necrosis	괴사

needle	주삿바늘
nelaton catheter (N-cath)	단순도뇨
non per oral (NPO)	금식
normal	정상
normal saline (N/S)	생리식염수

O	O_2 mask	산소마스크
	O_2 nasal = nasal cannula	비강형 산소흡입기
	obesity	비만증
	observation	관찰
	OD/OS/OU	우측 눈/좌측 눈/양측 눈
	off	휴무
	ointment (Oint)	연고
	operation (OP)	수술
	order	처방

P	p.c	식후
	pain	통증
	panic disorder	공황장애
	paralysis	마비
	patient	환자
	penis	음경
	penlight	연필형 손전등
	physical theraphy (PT)	물리치료
	pillow	베개
	placebo	위약(가짜약)
	plaster	반창고
	pneumonia	폐렴
	po (per oral)	경구, 구강으로
	pole	수액걸이

흔히 사용하는 의학용어

	polyp	용종
	posterior	뒤쪽의
	post-op	수술 후
	povidone/betadine	베타딘 (소독약)
	pregnancy	임신
	pre-op	수술 전
	present illness (PI)	현재 질환
	pro re nata (PRN)	필요시마다
	PT-Room	물리치료실
	pulse (P)	맥박
	puspan	곡반
Q	q _ hrs _	시간마다
	q.d	매일
	q.h	매시간
	qid	하루 네 번
R	range of motion (ROM)	관절가동범위
	regular diet (RD)	일반식사
	relaxation	이완
	remove	제거하다
	respiration	호흡
	restraint	억제대
	right lower quadrant (RLQ)	우측 하부 1/4
	right upper quadrant (RUQ)	우측 상부 1/4
	rounding	회진
S	schizophrenia	조현병
	scissors	가위
	secretion	분비물

seizure	간질
side rail	침대 난간
sitz bath	좌욕
soft diet (SD)	죽
specimen	검사물
spinal tapping	요추천자
splint	부목
sputum	객담
stat	즉시
steam inhalation	증기흡입
stitch-out	실밥 빼는 것
stool	대변
stretcher car	운반침대
subcutaneous (SC)	피하주사
suction	흡입
surgery	수술
suture	봉합
swelling	부종
symptom (Sx)	증상
syncope	기절
syphilis	매독
syringe	주사기

T	tachycardia	빈맥
	temperature (T)	체온
	tepid massage	미온수 마사지
	terminal	말기의
	tid	하루 세 번
	tongue depressor	설압자
	tourniquet	지혈대

	tracheostomy tube (T-tube)	기관튜브
	traction	견인
	transfer	이송
	tray	쟁반
	treatment (Tx)	치료
	tub bath	통목욕
	tumor	종양
U	ulcer	궤양
	ultra-sono	초음파
	urinary incontinence	요실금
	urine	소변
	urine analysis (UA)	뇨분석
	urine bag	소변백
	urticaria	두드러기
	uterus	자궁
V	vagina	질
	vaginitis	질염
	VDRL	매독검사
	vein	정맥
	vertigo	어지러움
	vial	바이알
	vital sign (V/S)	활력증상
	vomiting	구토
W	ward	병동
	wound	상처

/ [월]

/ [화]

/ [수]

/ [목]

/ [금]

/ [토]

/ [일]

MEMO

실습일지

/ [월]

/ [화]

/ [수]

/ [목]

/ [금]

/ [토]

/ [일]

MEMO

실습일지

/ [금]

/ [토]

/ [일]

MEMO

실습일지

| / [월] |

| / [화] |

| / [수] |

| / [목] |

/ [금]

/ [토]

/ [일]

MEMO

| /   [월]

| /   [화]

| /   [수]

| /   [목]

/ [금]

/ [토]

/ [일]

MEMO

실습일지

/ [월]

/ [화]

/ [수]

/ [목]

/ [금]

/ [토]

/ [일]

MEMO

실습일지

/ [월]

/ [화]

/ [수]

/ [목]

/ [금]

/ [토]

/ [일]

MEMO

/ [월]

/ [화]

/ [수]

/ [목]

/ [금]

/ [토]

/ [일]

MEMO

실습일지

/ [금]

/ [토]

/ [일]

MEMO

실습일지

/ [월]

/ [화]

/ [수]

/ [목]

／ [금]

／ [토]

／ [일]

MEMO

실습일지

_____ / _____ [월]

_____ / _____ [화]

_____ / _____ [수]

_____ / _____ [목]

/   [금]

/   [토]

/   [일]

MEMO

실습일지

/ [월]

/ [화]

/ [수]

/ [목]

/ [금]

/ [토]

/ [일]

MEMO

실습일지

/ [금]

/ [토]

/ [일]

MEMO

실습일지

/ [월]

/ [화]

/ [수]

/ [목]

/ [금]

/ [토]

/ [일]

MEMO

         /   [월]

         /   [화]

         /   [수]

         /   [목]

/ [금]

/ [토]

/ [일]

MEMO

실습일지

/ [금]

/ [토]

/ [일]

MEMO

실습일지

/ [월]

/ [화]

/ [수]

/ [목]

/ [금]

/ [토]

/ [일]

MEMO

실습일지

／ [월]

／ [화]

／ [수]

／ [목]

/ **[금]**

/ **[토]**

/ **[일]**

MEMO

실습일기

／ [월]

／ [화]

／ [수]

／ [목]

/ [금]

/ [토]

/ [일]

MEMO

실습일지

      /   [월]

      /   [화]

      /   [수]

      /   [목]

/ [금]

/ [토]

/ [일]

MEMO

실습일지

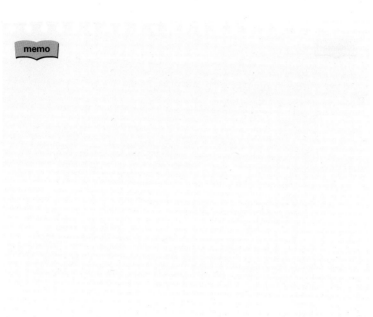

memo

memo

memo

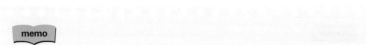

memo

memo

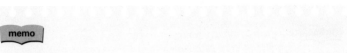

memo

memo

memo

memo

memo

memo

memo

memo

memo

memo

memo

memo

memo

memo

memo

memo

memo

memo

memo